Hefte zur Unfallheilkunde

Beihefte zur „Monatsschrift für Unfallheilkunde und Versicherungsmedizin"
Herausgegeben von Professor Dr. **M. zur Verth,** Hamburg

Zuletzt erschien: Heft 24

Kollaterale Entzündungszustände (sog. akute Knochenatrophie und Dystrophie der Gliedmaßen) in der Unfallheilkunde

Von
Dr. **Paul Sudeck**
Professor em. an der Hansischen Universität
Mit 44 Abbildungen. 68 Seiten. 1938. RM 6.40

Die übrigen Hefte:

Hefte 1—6 und 10 sind vergriffen.

Heft 7: Verletzungen der Handwurzelknochen. Von Dr. **P. H. van Eden.** Mit 72 Abbildungen. 80 Seiten. 1930.   RM 6.60

Heft 8: Verhandlungen auf der VI. Jahrestagung der Deutschen Gesellschaft für Unfallheilkunde, Versicherungs- und Versorgungsmedizin am 26. und 27. September 1930 in Breslau. 150 Seiten. 1931.   RM 15.—

Heft 9: Über Selbstverletzungen und künstliche Wundunterhaltung zur illegitimen Obtention von Versicherungsleistungen. (Fälle der Schweizerischen staatlichen und privaten Unfallversicherungen.) Von **W. Schibler.** 77 Seiten. 1931.   RM 4.80

Heft 11: Der heutige Stand der Knochenbruchbehandlungen. Von Geh. Med.-Rat Professor Dr. **Moritz Borchardt.** Mit 42 Textabbildungen. 72 Seiten. 1932.   RM 7.80

Heft 12: Die Begutachtung beruflicher Hauterkrankungen. Von Dr. med. **Max Michael.** 40 Seiten. 1932.   RM 2.80

Heft 13: Die Tätigkeit des Durchgangsarztes. Von Dr. **H. Jordan-Narath** und Dr. **Jos. Wolf.** 13 Seiten. 1932.   RM 1.20

Heft 14: Die Todesfälle und Amputationen des Unfallkrankenhauses und der Arbeiter-Unfallversicherungsanstalt für Wien, Niederösterreich und Burgenland in den Jahren 1926 bis 1930 unter besonderer Berücksichtigung der Sepsis nach frischen offenen Verletzungen. Von Dr. **Walther Ehalt.** 55 Seiten. 1932.   RM 4.20

Heft 15: Handhabung und Ergebnisse des Unfallheilverfahrens auf dem Lande. Untersuchungen an 703 Fällen typischer Verletzungsarten. Von Dr. **W. Wette,** Kassel. 44 Seiten. 1933.   RM 3.20

Heft 16: Der Tod im Wasser als Unfall. Von Dr. med. **Walter Gmelin,** Immenstaad am Bodensee. 48 Seiten. 1933.   RM 3.60

Heft 17: Unfallbeziehungen zu nichttraumatischen Hirn- und Geisteskrankheiten. Von Professor Dr. **Martin Reichardt,** Würzburg. Mit 5 Textabbildungen. 28 Seiten. 1933.   RM 2.—

Heft 18: Die Wirbelsäule in der Unfallheilkunde. Von Chefarzt Dr. **Ernst Ruge,** Frankfurt a. d. O. Mit 43 Textabbildungen. 154 Seiten. 1934.   RM 12.—

Heft 19: Zur Erkennung und Begutachtung von Schädelgrundbrüchen. Von Dozent Dr. **Hans Hellner,** Assistent der Chirurgischen Universitätsklinik Münster (Westf.). Mit 17 Textabbildungen. 43 Seiten. 1935.   RM 4.40

Heft 20: Der Tod im Wasser als versicherungsrechtliches Problem. Von **Hartwig Gravenhorst,** Wesermünde. 37 Seiten. 1937.   RM 3.—

Heft 21: Unfallheilkunde und ärztliche Ausbildung. Von Dr. **Edgar Passarge,** Facharzt für Chirurgie und Prosektor am anatomischen Institut Rostock. Mit 5 Textabbildungen. 57 Seiten. 1938.   RM 4.80

Heft 22: Akute Gliedmaßendystrophie in ihrer Bedeutung für die Behandlungsmaßnahmen in der Unfallchirurgie. Von Dr. habil. **Bruno Karitzky,** Chirurgische Universitätsklinik Freiburg i. Br. Mit 11 Textabbildungen. 52 Seiten. 1938.   RM 4.40

Heft 23: Bedeutung des „Vorherigen Zustands" für die Begutachtung der Folgen von Betriebsunfällen. Von Dr. **P. Reckzeh,** Chefarzt der Allgem. Ortskrankenkasse der Stadt Berlin i. R., Lehrbeauftragter für Versicherungsmedizin und Gutachtertätigkeit an der Universität Berlin. Chefarzt des Krankenhauses Birkenwerder. 44 Seiten. 1938.   RM 3.60

Die Abonnenten der „Monatsschrift für Unfallheilkunde" erhalten die „Hefte" zu einem um 20% ermäßigten Vorzugspreis.

VERLAG VON F. C. W. VOGEL IN BERLIN

HEFTE ZUR UNFALLHEILKUNDE
BEIHEFTE ZUR „MONATSSCHRIFT FÜR UNFALLHEILKUNDE UND VERSICHERUNGSMEDIZIN"

HERAUSGEGEBEN VON PROF. DR. M. ZUR VERTH, HAMBURG

=== HEFT 25 ===

UNFALL UND KNOCHENGESCHWULST

VON

DOZENT DR. HANS HELLNER

OBERARZT DER STAATL. CHIRURGISCHEN UNIVERSITÄTSKLINIK
MÜNSTER (WESTF.)

MIT 20 TEXTABBILDUNGEN

SPRINGER-VERLAG BERLIN HEIDELBERG GMBH 1939

ISBN 978-3-642-98587-4   ISBN 978-3-642-99402-9 (eBook)
DOI 10.1007/978-3-642-99402-9

Einleitung. Allgemeines.

Die Frage Unfall und Gewächsentstehung ist besonders schwierig. Diese Schwierigkeiten gelten auch für die Knochengewächse. Wir können uns bei ihnen nicht etwa darauf verlassen, daß wir in der stärkeren und früheren Heranziehung und Möglichkeit der Benutzung von Röntgenbildern am Knochen bessergestellt sind, als bei der Beurteilung von Geschwülsten innerer Organe. Denn es macht sich immer wieder bemerkbar, daß das Röntgenverfahren gerade in den Fällen, in denen eine Beurteilung schwierig ist, zu spät oder überhaupt nicht zur Anwendung kam, obwohl es sich nach Angabe des Verletzten beim ersten Arzte um einen Knochenschaden handeln konnte. Dieser Punkt erscheint mir für die praktische Begutachtung so wichtig, daß er schon in der Einleitung zu erwähnen ist. Gerade bei Abstellung dieses Übelstandes, also **weitgehender Belehrung der Ärzte über die Wichtigkeit der frühzeitigen Röntgenaufnahmen** für die Beurteilung eines später behaupteten Unfallzusammenhanges, wird sich eine Erleichterung für den Gutachter auch in der Frage der Geschwulstentstehung und ihrem ursächlichen Zusammenhang mit einem Unfall ergeben.

Ursachenbegriff.

Wenn wir an die Beurteilung des **ursächlichen Zusammenhanges** zwischen einer Geschwulst und einem Unfall herangehen, so müssen wir uns zunächst vor Augen halten, daß wir den **Ursachenbegriff im Sinne der Sozialversicherung und im Sinne der Naturwissenschaft** zu unterscheiden haben. Im Sinne der Sozialversicherung ist „ein Ereignis dann als rechtserhebliche Ursache anzusehen, wenn es bei Entstehung der Folge **wesentlich mitgewirkt hat**". Wir müssen uns dazu, was gar nicht genug empfohlen werden kann, die Frage vorlegen: „Würde nach menschlicher Voraussicht der **Erfolg überhaupt nicht (a), oder doch erheblich anders (b), oder zu erheblich anderer Zeit (c)** eingetreten sein, wenn das als Ursache angesprochene Ereignis nicht eingetreten wäre (*Fricke*).

Das Ereignis braucht also nur eine mitwirkende Ursache zu sein, aber es muß als solche eine Bedingung darstellen, ohne die nach menschlicher Voraussicht der Schaden in gleicher Schwere und Schnelligkeit nicht eingetreten wäre. Da wir aber nicht nur im Sinne der Sozialversicherung urteilen sollen, sondern als Naturwissenschaftler und Ärzte, sollten wir immer bestrebt sein, den Ursachenbegriff auch in naturwissenschaftlichem Sinne zu gebrauchen, und unser Urteil so abzugeben, daß beide Begriffe möglichst übereinstimmen. Ursache eines Geschehnisses in naturwissenschaftlichem Sinne ist ,,derjenige zu seinem Zustandekommen notwendige Faktor oder Faktorenkomplex, der für unser Verständnis der wichtigste ist (*Fischer-Wasels*). Ursache stellt also in diesem Sinne die ,,wichtigste" Bedingung dar.

Allgemeine Bedingungen der unfallmedizinischen Anerkennung bei Geschwülsten.

Über die allgemeinen Grundlagen eines Zusammenhanges zwischen Geschwulst und Unfall ist hier nicht zu sprechen. Über sie ist von berufener Seite immer wieder diskutiert worden, und es sind dabei, überwiegend anerkannt, folgende 4 Bedingungen für die Anerkennung eines ursächlichen Zusammenhanges zwischen Geschwulst und Trauma aufgestellt worden (*Lubarsch*), die ihre Allgemeingültigkeit bisher behalten haben.

1. Die Gewalt muß diejenige Stelle mittel- oder unmittelbar betroffen haben, die später Sitz der Gewächsbildung ist.

2. Sie muß derart beschaffen sein, daß sie länger dauernde und eingreifende Gewebs- und Stoffwechselstörungen im betroffenen Gebiet hervorbringen konnte.

3. Der zwischen Gewalteinwirkung und den ersten sicher auf ein Gewächs zu beziehenden Erscheinungen verstrichene Zwischenraum muß mit Größe, geweblichem Bau und der etwa bekannten Entwicklungsdauer und Wachstumsgeschwindigkeit des in Rede stehenden Gewächses in Einklang gebracht werden können.

4. Zwischen den auf die Gewalteinwirkung zu beziehenden unmittelbaren Krankheitserscheinungen und den auf das Gewächs zu beziehenden Erscheinungen sollen Übergänge bestehen.

So einfach diese Forderungen klingen, so schwierig ist es, im einzelnen ihnen gerecht zu werden, und zwar, weil entweder die nötigen Aktenunterlagen fehlen, oder weil unser ärztliches Wissen noch Lücken aufzuweisen hat. Denn während über die erste und zweite Forderung ziemliche Übereinstimmung besteht, liegen bei der dritten schon erhebliche Meinungsverschiedenheiten vor. Bekanntlich hatte *Thiem* für den zeitlichen Zusammenhang Zahlenangaben gemacht, die sich, wenn man so sagen darf, verhängnisvoll ausgewirkt haben, weil sie jahrzehntelang zu einer **schematischen Benutzung** durch zahlreiche Gutachter geführt haben, und immer noch nicht ausgestorben sind. **Mindest- und Höchstzahlen** sind daher von den meisten maßgebenden Pathologen in den letzten Jahren abgelehnt. Damit, daß weiter zeitliche Übereinstimmung mit a) **Größe,** b) **geweblichem Bau** und c) ,,**etwa bekannter**" (!) **Entwicklungsdauer** und d) ,,**etwa bekannter**" (!) **Wachstumsgeschwindigkeit** bestehen soll, wird mit anderen Worten gesagt, **daß jedes zur Beurteilung gelangende Gewächs und jeder einzelne Fall für sich betrachtet und für sich begutachtet werden muß.** Es gibt also **keine generelle Lösung des Problems,** eine Einsicht, die sich jedem aufdrängt, der sich mit Knochengewächsen im einzelnen länger beschäftigt hat.

Wichtigkeit der Kenntnis der einzelnen Gewächse.

Wenn jedes Gewächs für sich und jeder einzelne Fall besonders zu untersuchen sind, so setzt das aber voraus, daß der Untersuchende eine genaue Kenntnis der Eigenart, der Erscheinungszeichen, der Verlaufsform und der Wachstumsgeschwindigkeit der einzelnen Knochengewächse hat. Vor allem muß die Diagnose der zu beurteilenden Geschwulst stimmen. Diese ist aber bei den Knochengeschwülsten recht schwierig zu stellen. Sie setzt eine genaue Kenntnis der Differentialdiagnose voraus. Außerdem ist besonders darauf hinzuweisen, daß **die Diagnose der einzelnen Knochengeschwulst weder rein klinisch, noch allein röntgenologisch, noch für sich feingeweblich gestellt werden kann,** jedenfalls nicht in allen, und insbesondere den diagnostisch schwierigen Fällen. **Die Diagnose der Knochengeschwulst verlangt eine weitgehende Übereinstimmung des klinischen, röntgenologischen und mikroskopischen Befundes,** wie im einzelnen von mir ausgeführt worden ist (*Hellner*, Knochengeschwülste. Springer, Berlin 1938). Es muß auch noch darauf aufmerksam gemacht werden, daß **die zeitliche Entwicklung einer Knochengeschwulst,** deren Kenntnis für die Erfüllung der dritten Hauptbedingung (s. oben) erforderlich ist, verhältnismäßig wenig bekannt ist. Diese läßt sich nur aus vielen Einzelbeobachtungen klinisch, röntgenologisch und feingeweblich **gesicherter** Beobachtungen erschließen. Nichtkenntnis der klinischen Symptome, der röntgenologischen Frühzeichen, der mikroskopischen Besonderheiten, des zeitlichen Verlaufes einer Knochengeschwulst muß in Gutachten zur Fehlbeurteilung führen. Gerade auch die Kenntnis vieler einzelner Erkrankungen der verschiedenartigen Knochengewächse, die nicht mit einem Unfall in Zusammenhang stehen, und auch nicht gebracht werden, erleichtert die Beurteilung der anderen Fälle, in denen eine Knochengeschwulst ursächlich mit einem Unfall in Zusammenhang gebracht wird. **Begutachtungen in Geschwulstfragen müssen sich auf Erfahrung und Wissen stützen** (*Dietrich*).

Brückensymptome.

Nicht wegzuleugnende Schwierigkeiten bestehen auch bei der vierten Hauptbedingung (s. oben), Schwierigkeiten, auf die übrigens schon *Lubarsch* selbst aufmerksam gemacht hat und auf die auch andere hingewiesen haben (s. *Fenster*). Die Beurteilung der sog. Brückensymptome verlangt vor allem die **Kenntnis und das Auseinanderhalten von solchen Erscheinungen, die auf einen Unfall, und solchen, die auf eine Geschwulst zu beziehen sind.** Sie setzt voraus, daß die Frühzeichen des einzelnen in Rede stehenden Knochengewächses bekannt sind, wobei sich in der Gutachtenpraxis gerade wieder Schwierigkeiten bei den sog. ärztlichen ersten Befundberichten ergeben, die infolge Unkenntnis dieser Frühzeichen Lücken oder Fehler aufweisen. **Nichtkenntnis von Geschwulstfrühzeichen, nicht nur auf klinischem, sondern auch auf röntgenologischem Gebiet und deren Fehldeutung als Unfallzeichen sind geradezu verhängnisvoll.** Schließlich ist noch zu betonen, daß kurzer Zeitzwischenraum und lückenloser Nachweis von Brückenzeichen in besonderem Maß den Verdacht nahelegen, daß die Geschwulst schon zur Zeit des Unfalles bestand.

Wesen der Knochengeschwülste.

Von großer Bedeutung für die allgemeine Beurteilung eines Zusammenhanges zwischen Unfall und Knochengeschwulst ist aber die Auffassung vom Wesen der Knochengewächse. Hier hat sich auf Grund der Arbeiten der letzten 20 Jahre über Knochengeschwülste, vor allem auch auf Grund von Arbeiten, denen Ergebnisse des amerikanischen Knochensarkomregisters zugrunde liegen, ergeben, daß sich die überwiegende Mehrzahl der Geschwülste auf **eine embryonale Geschwulstkeimanlage** zurückführen läßt, und zwar auf indifferente Mesenchymkeime. Eine derartige Ansicht ist von deutscher Seite u. a. von *Albertini*, *Georg Herzog*, *Puhl* und mir vertreten worden. Sie läßt selbstverständlich die Frage Unfall und Knochengeschwulst in einem besonderen Licht erscheinen. Weitere Ausführungen hierzu finden sich in den folgenden Abschnitten.

Die folgenden besonderen Ausführungen über einzelne Knochengewächse stützen sich auf eigene Beobachtungen und eine Reihe von hierher gehörenden Gutachten aus der Chirurgischen Universitätsklinik in Münster (*Coenen*).

Osteogene Knochengeschwülste.

Hierunter sind Knochengeschwülste zu verstehen, die ihren Ausgang nachweislich von einem Keimgewebe nehmen, das imstande ist, Knorpel und Knochen zu bilden. Sie entstehen auf einer dysontogenetischen Grundlage, und die Tatsache, daß Chondrome und Osteome, vor allem die sog. cartilaginären Exostosen, die Osteochondrome, sowohl einzeln, als auch multipel, oder sogar rein einseitig, schließlich erblich bedingt vorkommen, beweist den angeborenen embryonalen Geschwulstkeim unumstößlich. Ist also die Frage des Unfallzusammenhanges eines auch mit Vorliebe multipel oder generalisiert vorkommenden Knochengewächses mit einem Unfall zu erörtern, so muß vor allem genügend genau röntgenologisch nachgeforscht werden, ob andere Herde im Skelet vorliegen.

Beispiel: Ein Kind fällt von einer Schaukel. Ein Gewächs an einem Finger der rechten Hand wird von den Eltern auf diesen Unfall zurückgeführt. Röntgenbilder ergeben an der befallenen Hand mehrere Chondrome, die klinisch nicht in Erscheinung getreten waren. Außerdem fanden sich noch solche an der anderen Hand und an beiden Füßen.

Gerade die erwiesenermaßen erblich bedingten Knochengeschwülste (multiple Chondrome, multiple hereditäre Exostosen), welche ihre Entstehung einer Mutation in der Keimbahn verdanken, müssen zu besonderer Vorsicht in der Beurteilung veranlassen.

So kam ein Vater mit seinem Sohn in die Sprechstunde, dessen Knochenauswuchs (Osteochondrom) am inneren rechten Oberschenkelknorren mit einem Sturz beim Fußballspiel ursächlich in Zusammenhang gebracht wurde.

Gerade die hereditären multiplen cartilaginären Exostosen treten aber besonders zur Zeit der Pubertät an den stärker wachsenden Metaphysen der großen Röhrenknochen in Erscheinung. Ungenügende Kenntnis des klinischen Bildes, Unterlassung von Röntgenbildern, und ungenügende Untersuchung müssen in derartigen Fällen zur Fehlbeurteilung führen.

Übrigens sind derartige cartilaginäre Exostosen, deren Bild dem Kenner geläufig ist, von weniger Erfahrenen schon „als Sarkom" diagnostiziert werden. Es gibt Gutachten, bei denen die Frage

Sarkom und Unfall erörtert wird, wo es sich aber um solche Osteochondrome handelt, deren ab und zu ungewöhnliches, abweichendes Bild fehlleitete.

Von echten Osteomen sind selbstverständlich reaktiv entzündliche Exostosen und ossifizierende Periostiten zu unterscheiden, bei denen ein Unfallzusammenhang sehr wohl in Frage kommen kann. Derartige Fälle sahen wir in letzter Zeit verhältnismäßig oft bei Soldaten und Arbeitsmännern nach stumpfen Traumen, gelegentlich verbunden mit einer Myositis ossificans.

Bekannt ist, daß 6—7% der cartilaginären Exostosen (gleich Osteochondromen) bösartig entarten und zu sog. sekundären osteogenen Sarkomen (s. unten) führen können. Dieses trifft besonders für Menschen im Alter über 30 Jahre zu.

Gardner teilt folgende Beobachtung mit:

18 jähriger Mann mit sarkomatös entartetem Osteochondrom am linken Oberschenkel. Daneben zahlreiche Exostosen, die schon wiederholte Operationen wegen Gelenksperre notwendig gemacht haben. Die Geschwulst am linken Oberschenkel wird auf eine Quetschung beim Radfahren vor 3 Jahren zurückgeführt, wofür aber weiter keine Unterlagen gebracht werden.

Vorgeschichte und Unfallhergang müssen selbstverständlich in derartigen Gutachten sehr genau untersucht sein.

Systematisierte Chondrome

können an einer (*Canigiani*) oder mehreren Stellen (s. das unten folgende Gutachten) bösartig werden und durch Metastasen zum Tode führen. Hierher gehört das bemerkenswerte folgende Gutachten, in dem die Stellungnahme der Klinik (*Coenen*) angeführt wird. (Die Röntgenbilder des Falles sind in den Abb. 11—14 meiner „Knochengeschwülste" wiedergegeben.)

1. Generalisierte Chondromatose mit sarkomatöser Entartung.

Der damals 42 Jahre alte R. soll am 21. XII. 1923 dadurch einen Unfall erlitten haben, daß er auf dem Wege von seinem Acker hinstürzte und sich das Kniegelenk verletzte. Der Unfall wurde am nächsten Tage gemeldet. Der Arzt sei bei R. schon nach einer halben Stunde erschienen, habe Umschläge verordnet und ihn 10—12mal aufgesucht. Seit Anfang März 1924 sei er dann nicht mehr in ärztlicher Behandlung gewesen. Bei der damaligen Untersuchung bestand nur noch eine mäßige Schwellung des Kniegelenkes, die Kniescheibe war verdickt und verbreitert, ihre Beweglichkeit aber nicht eingeschränkt. Im Oktober 1924 war das Knie immer noch ziemlich stark verdickt.

Am 19. V. 1925 erlitt nun R. einen neuen Unfall, und zwar wurde er von dem linken Vorderrad eines Wagens überfahren und erlitt dabei einen Bruch des äußeren Fußknöchels. Am 5. VI. 1925 soll R. dann, als er eine kurze Treppe herunterging, auf der letzten Stufe ausgerutscht sein, und er soll dabei das rechte Schienbein gebrochen haben. R. schob alle diese weiteren Unfälle darauf, daß er infolge des ersten Unfalles im Gehen behindert war. Bei einer durch Dr. *P.*

vorgenommenen Untersuchung am 10. VIII. 1925 konnten sehr eigenartige Knochenverdickungen an der linken Kniescheibe, dem rechten äußeren Fußknöchel und dem rechten Schienbeinknochen festgestellt werden, bei denen es sich nach Annahme von Dr. *P.* nicht um Folgen von Brüchen, sondern eher um Gewächsbildungen handelte. R. war daraufhin vom 17. VIII. 1925 ab zur Beobachtung und Untersuchung in der Chirurgischen Universitätsklinik in Münster. Damals konnte Prof. *Coenen* geschwulstmäßige Veränderungen der linken Kniescheibe, des oberen Abschnittes des rechten Schienbeins, des äußeren rechten Fußknöchels, des untersten Abschnittes des rechten Oberarmknochens und des Mittelhandknochens des rechten 3. Fingers feststellen. Zur Klarstellung über das Wesen der Erkrankung wurde am 7. XI. 1925 aus dem rechten Fußknöchel ein kleines Stückchen herausgeschnitten und durch mikroskopische Untersuchung die Diagnose ,,Sarkom" gestellt.

R. ist dann in den nächsten 2 Jahren wiederholt wegen Schmerzen an seinen verschiedenen ,,Knochenbruchstellen" behandelt worden, erkrankte am 9. I. 1927 zum ersten Male an einer schweren rechtsseitigen Lungenentzündung und ist an Lungenerscheinungen am 3. IX. 1927 gestorben.

Über den ursächlichen Zusammenhang zwischen der sarkomatösen Erkrankung und den verschiedenen Unfällen sind folgende ärztliche Gutachten abgegeben worden.

1. Prof. *Coenen* hat sich dahin ausgesprochen, daß die Geschwulst schon vor den Unfällen bestanden und die Knochenbrüche bei der Geringfügigkeit der Gewalteinwirkung nur dadurch entstehen konnten, daß die Knochen durch die Gewächse bereits abnorm brüchig waren. Es handele sich um eine Systemerkrankung, die als eine multiple Knorpelgewächsbildung aufgefaßt werden müsse, die dann sarkomatös geworden wäre.

2. Doz. Dr. *L.* kommt zu dem Ergebnis, daß es sich nicht um eine Systemerkrankung handele, sondern daß ein Erstgewächs der linken Kniescheibe vorläge und die an anderen Knochenstellen später aufgetretenen Gewächse als Metastasen angesehen werden müßten. Ursprungsgewächse der Kniescheibe gehörten zu den größten Seltenheiten und bei der Hälfte von ihnen wäre ein Unfall als Entstehungsursache nachgewiesen worden (!). Der erste Unfall wäre auch so bedeutend gewesen, daß er einen Bluterguß im Kniegelenk zur Folge hatte, und somit die Bedingungen zur Bildung eines Sarkoms abgeben konnte!

3. Prof. *Liniger* in Frankfurt a. M. hat sich der Auffassung von Prof. *Coenen* im wesentlichen angeschlossen. Auch er steht auf dem Standpunkt, daß es sich um multiple Knorpelgeschwülste gehandelt habe, die schließlich sarkomatös wurden. Er betont die außerordentliche Seltenheit eines ursächlichen Zusammenhanges zwischen einmaligen Gewalteinwirkungen und Sarkombildungen, und bestreitet, daß die Dinge bei der Kniescheibe anders lägen als bei den sonstigen Sarkomen.

4. Prof. *Magnus* hat unter dem 26. III. 1928 den gleichen Standpunkt vertreten und lehnte einen ursächlichen Zusammenhang zwischen einmaliger Gewalteinwirkung und Sarkombildung noch entschiedener ab als Prof. *Coenen.*

5. Geh. Rat *Lubarsch* kam dagegen zu der Annahme, daß ein primäres Sarkom der Kniescheibe mit mehrfachen Tochtergewächsen in verschiedenen Knochen und später der rechten Lunge vorlag. Er begründete das mit dem feingeweblichen Befund der Probeexcision am rechten Knöchel, welche ,,kein Chondrosarkom" ergeben hätte. Aber auch Geh. Rat *L.* kam zur Ablehnung eines ursächlichen Zusammenhanges zwischen Unfall und Kniescheibensarkom, und damit weiter zwischen Unfall und Tod.

Bemerkenswert erscheint mir an diesem Gutachten die Stellungnahme von *Lubarsch*, der ich bezüglich der Diagnose, wenn man das gesamte Schrifttum zugrundelegt und diesen klinisch in der Chirurgischen Universitätsklinik in Münster beobachteten Fall betrachtet, nicht folgen kann. Zwar gibt es primäre Kniescheibensarkome. Meist handelt es sich bei diesen aber um Riesenzellgeschwülste, die fälschlich als Sarkome bezeichnet worden sind. Osteogene Sarkome der Patella sind äußerst selten. Ein osteogenes Sarkom der Kniescheibe, das aber zu systematisierten ,,Metastasen" in den verschiedensten Knochen führt, gibt es nicht. Vielmehr ist nach den klinischen und röntgenologischen Befunden an der Diagnose **multiple systematisierte Chondrome** im vorliegenden Fall (vgl. Abb. 11—14 in meiner Monographie) gar nicht zu zweifeln. Von ihnen ist das Kniescheibenchondrom dann als erstes sarkomatös entartet.

Es liegt hier nach meiner Ansicht eine **typische Überwertung des histologischen Befundes einer sehr kleinen Probeexcision** vom Knöchel gegenüber sehr charakteristischen klinischen und röntgenologischen Befunden vor. Die Diagnose der Knochengeschwulst verlangt aber Übereinstimmung des klinischen, röntgenologischen und feingeweblichen Befundes (s. Einleitung). Es braucht eine kleine Probeexcision nicht ein Chondrosarkom ergeben, und es kann ein entartendes Chondrom auch rein spindelzellige Beschaffenheit aufweisen.

Eine besondere klinische Form der Chondromatose ist die *Ollier*sche Wachstumsstörung (halbseitige multiple Chondromatose), die entweder allein vorhandene Knorpelgewächse, vorwiegend mit Halbseitenbeteiligung, oder eine gleichzeitig vorhandene Gefäßgewebsmißbildung aufweist. Ihre **Genbedingtheit** geht aus den Beziehungen zu Exostosen, Chondromen, aus der vorzugsweisen Halbseitigkeit und der gleichzeitigen Beteiligung des Gefäßgewebes hervor.

Weitere unzweifelhaft dysontogenetische Gewächse.

An der dysontogenischen Bedingtheit der **Lipome** und **Hämangiome** des Knochens, sowie der Mehrzahl der Kiefergewächse, insbesondere der **Adamantinome, Odontome** und **Follikelcysten** besteht kein Zweifel.

Osteogene Sarkome.

Das bösartige Gewächs osteogenen Ursprungs am Skelet ist das osteogene Sarkom. Wir unterscheiden es heute im wesentlichen nur noch vom *Ewing*-Sarkom, das wir vom Reticulum des Knochenmarkes ableiten. Das osteogene Sarkom ist von den bösartigen Knochengewächsen das häufigste. Es hat die Eigenschaften, besonders im **Wachstumsalter vorzukommen und die Metaphysen der großen Röhrenknochen zu bevorzugen.** Diese Tatsache ist für die gutachtliche Beurteilung von osteogenen Sarkomen im Pubertätsalter besonders wichtig, weil sie nämlich allein schon nachdrücklich darauf hinweist, daß gesteigertes Wachstum den Keim zur geschwulstmäßigen Entartung schon in sich trägt, daß wir hierin also die Hauptbedingung zu suchen haben, denen gegenüber äußere Faktoren nur unwesentliche Nebenbedingungen darstellen. Im übrigen ist das osteogene Sarkom des Jugendalters eine glücklicherweise ausgesprochene seltene Erkrankung. Auf die **Diskrepanz zwischen der Seltenheit dieses Leidens und der Häufigkeit von harmlosen und auch erheblicheren Unfällen,** wie sie auch für die Entstehung des Sarkomes von Ärzten und Laien gern angeschuldigt werden, ist hinzuweisen. **Rein zufällig muß** selbstverständlich auch einmal in der Anamnese eines osteogenen Sarkoms die Angabe irgendeines Sportunfalles oder eines Unfalles des täglichen Lebens, vielleicht auch einmal eine erhebliche, örtlich umschriebene Gewalteinwirkung auftauchen, wobei darauf aufmerksam zu machen ist, daß die **Knienähe einmal den häufigsten Sitz des osteogenen Sarkoms, auf der anderen Seite zweifellos den häufigsten Ort von allen möglichen Traumen, besonders bei Kindern und Jugendlichen, darstellt.**

Beim osteogenen Sarkom sind **verschiedene Untergruppen** zu unterscheiden, deren Anführung darum erforderlich ist, weil diese sich im **klinischen Verlauf, in der Ansiedlung, in der Wachstumsgeschwindigkeit und in der Prognose unterscheiden.** Die angeführten Untergruppen stellen dabei aber klinisch, röntgenologisch und feingeweblich **zusammengehörige und wohlcharakterisierte Einheiten** dar.

Als Unterarten des osteogenen Sarkoms haben wir zu unterscheiden das

A. sogenannte osteolytische Sarkom,

das geweblich nicht oder kaum Knorpel und Knochen bildet, den Knochen dagegen rasend schnell zerstört und entsprechend viel Osteoclasten (Riesenzellen) aufweisen kann, so daß Verwechslungen mit Riesenzellgeschwülsten schon wiederholt vorgekommen sind. Es werden unter Bevorzugung der großen Metaphysen der langen Röhrenknochen alle Alter befallen. Das osteogene Sarkom dieser Art kommt aber nicht nur an den Röhrenknochen, sondern auch an den platten Knochen (Beckenkamm, Rippen, Kiefer usw.) vor. Klinisch werden entsprechend der schnellen Knochenzerstörung Schmerzen durch Periostdruck und Periostdurchbruch und eine schnelle Geschwulstvergiftung beobachtet. Im Röntgenbild tritt die Knochenzerstörung, oft zentral beginnend, in den Vordergrund. Bei den Frühfällen sind röntgenologisch Verwechslungen mit Cysten, Riesenzellgeschwülsten, *Ewing*-Sarkomen, Metastasen, sogar mit Osteomyelitis, schon wiederholt vorgekommen. Überblickt man viele Beobachtungen von Anfang bis zu Ende, so kann man sagen, daß die Wachstumsgeschwindigkeit sehr erheblich ist. In 4 Monaten kann z. B. die ganze Schaftbreite eines großen Röhrenknochens zerstört sein (s. Abb. 137 u. 139 meiner Monographie). Die Entwicklungszeit vor dem röntgenologischen Nachweis dürfte nach eigener Erfahrung kaum mehr als ein halbes Jahr betragen.

Hierher gehören u. a. die folgenden Gutachten, die mir unfallmedizinisch von Bedeutung zu sein scheinen.

1. **Osteolytisches Oberarmsarkom mit Spontanfraktur.** 25jähr. Knecht.

Vorgeschichte: Sonst nie krank gewesen. Aus gesunder Familie stammend. Führte am 7. IV. 1937 ein Pferd am Halfter. Das Pferd scheute und drehte sich plötzlich um. Hierbei wurde dem X. der Arm nach hinten gerissen, und er merkte ein Knacken im Oberarm, verspürte starke Schmerzen und konnte den Arm nicht mehr bewegen.

Befund des untersuchenden Arztes am 7. IV. 1937: Schwellung des linken Ober- und Unterarmes, starke Druckschmerzhaftigkeit an der Grenze vom oberen zum mittleren Drittel. Deutliches Knochenreiben an dieser Stelle. Keine Gefühls- und Kreislaufstörungen. Die Röntgenaufnahme zeigt einen „Bruch des linken Oberarmes am Übergang vom oberen zum mittleren Drittel mit mäßiger Verschiebung der Bruchstücke" (Abb. 1).

Die Röntgenkontrolle am 27. IV. 1937 ergab eine Aufhellung der Knochenstruktur, die bis zum 19. V. 1937 stark vorgeschritten war (Abb. 2).

Aufnahme in die Klinik am 31. V. 1937. Probeexcision und Exartikulation des Armes mitsamt dem Schultergürtel.

Diagnose: Osteolytisches osteogenes Sarkom des linken Oberarmes.

Die Klinik lehnte gutachtlich einen ursächlichen Zusammenhang mit dem Unfall, auch im Sinne einer Verschlimmerung, ab; denn das angeforderte erste Röntgenbild der Fraktur zeigte eine Aufhellung im Frakturgebiet.

Obergutachten Prof. *Schridde* in Dortmund (Auszug):

Nach den Röntgenaufnahmen läge eine den linken Oberarmknochen zerstörende Geschwulst vor, die man als Sarkom ansprechen müsse. Diese Geschwulst habe bereits vor dem Unfall bestanden, wie das am Unfalltage gemachte Röntgenbild beweise. Das krampfhafte Festhalten des linken Armes habe genügt, um an dem bereits vorher erkrankten Knochen einen Bruch herbeizuführen. Ein gesunder Knochen hätte dabei nie Schaden erlitten. Es handele sich also um eine Spontanfraktur.

Der behandelnde Arzt sei zwar der Ansicht, daß — wenn man den weiteren Verlauf betrachte — die Knochengeschwulst außerordentlich schnell gewachsen sei, sie habe innerhalb von 6 Wochen den größten Teil des Knochens zerstört, und so müßte man schließen, daß durch den Unfall ein beschleunigtes Wachstum der Geschwulst hervorgerufen worden sei.

Die von Prof. *Schridde* vorgenommene Untersuchung der mikroskopischen Schnitte zeigte aber ein teilweise sehr zellreiches Spindelzellensarkom mit Riesenzellen. Die zahlreichen Kernteilungsfiguren wiesen darauf hin, daß ein rasch

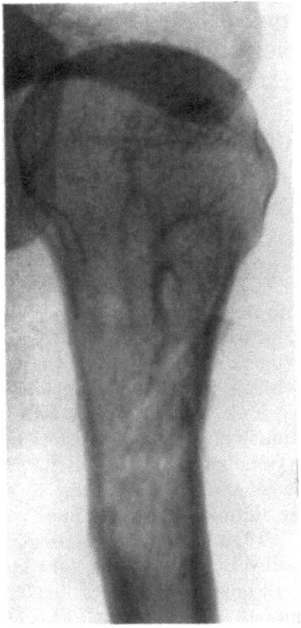 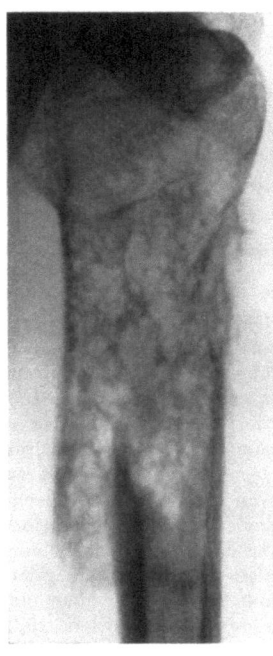

Abb. 1.   Abb. 2.

Abb. 1—2. 25jähr. ♂. Osteolytisches osteogenes Sarkom des Oberarmes mit Spontanfraktur. Gutachten 1. Unfall 7. IV. 1937. **1.** Röntgenbild 7. IV. 1937. Die Aufhellung (Sarkom), in welcher die Bruchlinie verläuft, wurde übersehen. **2.** Röntgenbild 27. IV. 1937. 20 Tage später wurde die fortschreitende Aufhellung entdeckt.

wachsendes Sarkom vorläge, und bestätigten so die Aussagen des Doz. Dr. *Hellner*, nach dessen Ansicht es sich um einen Spontanbruch gehandelt habe, der sich, wie die allerersten Röntgenbilder zeigten, in einem bereits weitgehend zerstörten Knochen ereignet habe.

Prof. *Schridde* beantwortete die 1. Frage der Berufsgenossenschaft dahin, daß unzweifelhaft eine Spontanfraktur vorläge. Das Sarkom hätte mit Bestimmtheit schon längere Zeit vor dem am 7. IV. 1938 erfolgten Bruch bestanden.

Hinsichtlich der 2. Frage, ob durch den Oberarmbruch eine wesentliche Verschlimmerung des Sarkoms stattgefunden haben könnte, schloß sich Prof. *Sch.* der Klinik in Münster an, daß der Verlauf der Erkrankung nicht schneller gewesen sei, als es bei dem gewöhnlichen Verlauf dieser anerkannt bösartigsten Form des Knochensarkoms bekannt sei.

Ein außerordentlich lehrreiches Beispiel, wo die Spontanfraktur durch frühzeitige Röntgenbilder sehr schnell bewiesen (vgl. Abb. 1 u. 2) werden konnte! Das Unfallereignis stellte nur eine Gelegenheitsursache dar. Das als Unfall angeschuldigte Ereignis ist also die Ursache für das subjektiv bemerkbare Inerscheinungtreten der Geschwulst und deren Entdeckung, nicht aber für die Entstehung des Leidens. Meines Erachtens ist übrigens der Ausdruck „Gelegenheitsursache" nicht sehr glücklich, weil er regelmäßig von Laien mißverstanden wird. Diesen ist es unverständlich, daß der Unfall ärztlich als „Gelegenheitsursache" bezeichnet wird, und daß auf der anderen Seite juristisch eine Ablehnung erfolgt. Man sollte den Ausdruck in Gutachten möglichst vermeiden und von einem „zufälligen, ursächlich belanglosen Zusammentreffen" sprechen.

2. Osteolytisches Beckenschaufelsarkom, Gutachten F. W., 48 J. alt.

Das Gutachten wird darüber gewünscht, ob der Tod des W. mit Wahrscheinlichkeit auf den Heeresdienst zurückzuführen ist. Das pathologische Institut der Universität sollte zur Begutachtung mit hinzugezogen werden.

Aktenauszug: Am 8. VI. 1915 hat W. Schüsse in beide Unterschenkel, den Rücken, das Gesäß und in das rechte Kniegelenk erhalten. Als Kriegsdienstbeschädigung wurde eine Versteifung des rechten Kniegelenkes und des Fußes anerkannt. Am 16. VI. 1916 heißt es, daß rechts neben dem ersten Kreuzbeinwirbel eine fest verheilte Einschußnarbe zu sehen war, handbreit links davon bestand eine 7 cm lange Operationsnarbe. Der Befund an den Beinen ist für die Beurteilung des Falles ohne Belang. Am 20. X. 1916 hatte W. mit Ausnahme von Beschwerden im rechten Kniegelenk durch teilweise Versteifung und chronische Entzündung, sowie außer einer mangelhaften Beweglichkeit des Fußgelenkes und der Zehen keine Beschwerden. 1921 ist nur von der Knieverletzung die Rede. Von der Beckenverletzung werden nur die Narben beschrieben. 1930 heißt es über eine Röntgenaufnahme des Kreuzbeines und der Lendenwirbelsäule, daß die Lendenwirbel ohne krankhaften Befund waren. Über der Basis des 5. Lendenwirbelbogens fanden sich mehrere kleine Granatsplitterchen. In der Spitze des Dornfortsatzes des 5. Lendenwirbelkörpers wurde ein dreieckiger Defekt gesehen. Irgendwelche Folgen der Beckenverletzung wurden nicht festgestellt. Vielmehr erhielt W. seine Kriegsrente nur für Beschwerden seitens des rechten Knie- und Fußgelenkes.

Am 5. VI. 1935 wurde W. in die Chirurgische Universitätsklinik in Münster aufgenommen. Er machte die Angabe, daß er im Kriege an beiden Beinen im Gesäß und im Rücken verwundet worden wäre. Seit 1926 hätte er eine starke Müdigkeit im rechten Bein verspürt, er hätte Beschwerden und Schmerzen beim Gehen, besonders im rechten Kniegelenk, gehabt. Die Erkrankung, um deretwillen W. die Klinik aufsuchte, bestand nach seiner eigenen Angabe 6 Wochen! Der Pat. hatte seit dieser Zeit eine immer stärker werdende Anschwellung im Bereich der rechten Darmbeinschaufel bemerkt. Auch hatte W. starke, ziehende Schmerzen.

Befund: Oberhalb der rechten Darmbeinschaufel fühlte man eine deutliche, kugelige, harte Anschwellung. Es handelte sich um eine nicht verschiebliche

Geschwulst, deren Zusammenhang mit dem Beckenknochen nach der klinischen Untersuchung schon feststand. Das rechte Hüftgelenk war frei beweglich. Es bestand ein positives Psoaszeichen. Im Harn wurde nichts Krankhaftes festgestellt. Die urologische Nierenuntersuchung ergab keine Ausfälle. Das Röntgenbild zeigte einen ausgedehnten, mannsfaustgroßen Zerstörungsprozeß im Bereiche der rechten Beckenschaufel, wo die Knochenzeichnung vollkommen ausgelöscht war (Abb. 3). Am 12. VI. 1935 wurde ein Stück Gewebe aus der Geschwulst auf der rechten Beckenschaufel entnommen, welches feingeweblich ein bösartiges Spindelzellensarkom war. W. starb am 3. VII. 1935. Der Obduktionsbefund ergab im wesentlichen ein Knochensarkom im Bereich der rechten Beckenschaufel, das von reichlich Blutungen und Nekrosen durchsetzt war, Tochterherde im Bereich des Bauches, in beiden Nebennieren, in beiden Lungen und im Herzfleisch. Ferner fanden sich eine hochgradige chronisch verunstaltende Gelenkentzündung des rechten Kniegelenkes, ausgedehnte Narbenbildungen an beiden unteren Gliedmaßen, 2 kleine Weichteilnarben im unteren Bereich des Rückens.

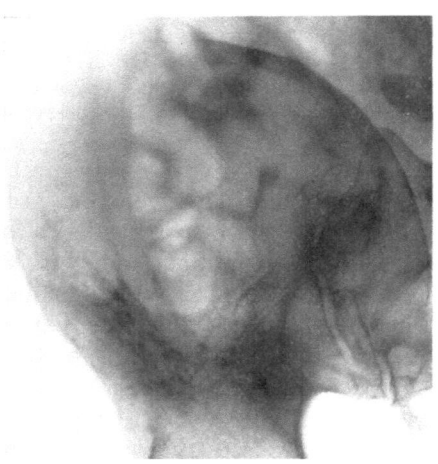

Abb. 3. Osteolytisches Sarkom der Beckenschaufel. F. W., 48jähr. ♂. Gutachten 2, s. S. 14. Kriegsverletzung 1915. Röntgenbild vom 7. VI. 1935.

Beurteilung: Demnach ist W. an einem bösartigen Knochengewächs, das seinen Ausgang von der rechten Darmbeinschaufel genommen hat, gestorben. Irgendeine Beziehung örtlicher Art zwischen dieser bösartigen Beckenschaufelgeschwulst und den Weichteilnarben in der Gegend des Kreuzbeines bestand nicht. Die Operations- und Einschußnarbe befand sich neben dem 5. Lendenwirbeldornfortsatz auf der linken Seite. Die bösartige Geschwulst selbst aber hatte ihren Ausgang, wie sowohl das hier angefertigte Röntgenbild, als auch die Obduktion ergab, von der rechten Darmbeinschaufel genommen.

Die Beschwerden, die W. die ganzen Jahre seit der Kriegsverletzung hatte, bezogen sich aktenmäßig auf das rechte Kniegelenk und auf den rechten Fuß. Von seiten der Weichteilnarben im Rücken ist nie irgendeine Feststellung getroffen worden, daß diese als Ursache der von W. geklagten Beschwerden in Betracht kamen. Der Röntgenbefund, der in den Akten vorliegt, ergibt lediglich Veränderungen am Dornfortsatz des 5. Lendenwirbelkörpers. Im übrigen ist aber die Annahme, daß damals vielleicht schon auf der rechten Darmbeinschaufel eine Veränderung nachweisbar gewesen war, nicht mit der Art der bösartigen Geschwulst vereinbar. Gerade von den Gewächsen, welche von oder unter der Knochenhaut ihren Ursprung nehmen und sich dann unter zunehmender Zerstörung des Knochengewebes ausbreiten, den in der heutigen Namengebung sog. osteogenen Sarkomen, ist bekannt, daß sie sich innerhalb von wenigen Monaten entwickeln und dann auch sehr bald, wie das auch im Falle des W. nachweisbar war, zu Tochtergewächsen, hauptsächlich in den Lungen und in anderen Organen, führen. Nach dem Gutachten des Pathologischen Instituts der Universität (Prof. *Klinge*) ist besonders auch daran zu denken, daß der Ausfall der Nebennierenfunktion durch die vorhandene Tochtergewächsbildung wesentlich zu dem schnelleren Verfall des Organismus und zu dem sehr schnellen Verlauf des Geschwulstleidens des W. beigetragen hat.

Bei der Berücksichtigung des zeitlichen Zusammenhanges ergeben sich aber noch andere Schwierigkeiten. Die wenigen Sarkome, welche sich in Kriegsschußnarben entwickelt haben, haben sich in kürzeren Zeiträumen gebildet. Ein Zwischenraum von 20 Jahren ist für diese Narbensarkome unbekannt und sicher zu lang.

Im vorliegenden Falle besteht also weder ein örtlicher noch ein zeitlicher Zuzammenhang zwischen der Kriegsverletzung und dem bösartigen Beckenschaufelgewächs. Wenn die bösartigen Fleischgewächse ihren Ursprung äußeren Gewalteinwirkungen verdanken würden, dann hätte gerade der Weltkrieg mit seinen zahlreichen Verwundungen eine große Anzahl derartiger Gewächse, besonders der bösartigen Knochengewächse, hervorbringen müssen.

Zusammenfassend ist ein ursächlicher Zusammenhang zwischen Kriegsverletzung und der Entstehung eines bösartigen Beckenschaufelgewächses (osteogenen Sarkoms) bei W. abzulehnen.

Hier kam es vor allem auf die Diagnose an, weil z. B. Metastasen von Krebsen im Knochen genau so aussehen und verlaufen können. Außerdem war die Frage des Narbensarkoms zu erörtern.

Selbstverständlich sind Narbensarkome als Folge einer Schußverletzung bei vorliegenden Bedingungen ohne weiteres als wissenschaftlich gut erklärt anzuerkennen (Fall *Pick*, *Philippsberg* usw.). Es sind immer wieder ausgelöste Regenerationen, die nach einer gewissen Zeit entgleisen, wie das auch von den Knochenfistelkrebsen anzunehmen ist, von denen ich selbst zwei als Folge einer Kriegsschußverletzung sah (eines davon in der Münch. med. Wschr. **1936**, 689, beschrieben).

3. Osteolytisches Oberschenkelsarkom, H. Th., 56 Jahre alt.

Aus den Akten geht hervor, daß Th. am 30. VII. 1932 durch den Angriff eines Bullen Verletzungen am rechten Fuß, rechten Kniegelenk und an den Rippen erlitt. Die kurze Krankheitsauskunft des praktischen Arztes Dr. *S.* vom 1. X. 1932 gibt als Befund eine starke Quetschung des rechten Fußrückens mit mehrfachen Frakturen der Fußwurzelknochen an. Am 3. IV. 1933 wurden alte Brüche der Keilbeine festgestellt; der Gang war etwas steif, der rechte Fuß wurde beim Gehen etwas geschont, eine Abmagerung der Muskulatur bestand nicht mehr, so daß die Erwerbsminderung am 3. IV. 1933 auf 25% geschätzt wurde. Am 28. II. 1934 wurde sie auf 15% herabgesetzt. Bei dieser Untersuchung fand sich zum erstenmal leichtes Reiben im linken Kniegelenk ohne Schwellung und Bewegungseinschränkung desselben. Th. hatte bei dieser Untersuchung über Schmerzen im linken Bein geklagt. Gegen die Herabsetzung der Rente legte Th. Berufung ein.

Th. wurde in der Chirurgischen Universitätsklinik in Münster am 7. VI. 1934 untersucht. Er klagte über Schmerzen im rechten Fuß bei längerem Gehen und bei Witterungsumschlag, besonders aber über Schmerzen im linken Bein und im Knie, die seit etwa einem Jahr beständen und in den Oberschenkel hin ausstrahlten.

Linke Kniegelenksgegend stark verdickt, Haut gespannt und glänzend. Bei der Betastung fühlt man, daß die Verdickung zum Teil von harter Beschaffenheit ist und im Bereich der Oberschenkelknorren sich befindet, zum Teil weicher, eindrückbarer Natur ist und einem Erguß in dem oberen Hohlraum des Kniegelenkes entspricht. Die Beweglichkeit des ziemlich druckempfindlichen linken Kniegelenkes ist passiv in fast normalem Umfange möglich. Die Hautblutadern an der Vorderseite des linken Unterschenkels sind erweitert. Die Röntgenaufnahmen des linken Kniegelenkes zeigen eine vorgeschrittene Zerstörung der Oberschenkelknorren und des angrenzenden Schaftanteils durch ein Sarkom (Abb. 4). (Später Amputation und histologische Untersuchung.)

Aus der Beurteilung: Das Oberschenkelknochensarkom ist mit Sicherheit keine Folge des Unfalles vom 30. VII. 1932. Denn es ist nach den eigenen Angaben des Th. hier als feststehend zu betrachten, daß die ersten Erscheinungen des Knochensarkoms erst im August 1933 aufgetreten sind, d. h. 1 Jahr nach dem Unfall. Weiter steht nach den ebenfalls hier gemachten Aussagen des Th. fest, daß bei dem Unfall das linke Knie nicht betroffen worden ist, und daß nach dem Unfall im linken Knie bis zum August 1933 keine Beschwerden bestanden haben. Mit den Angaben deckt sich auch der objektive Befund, besonders der der Röntgenaufnahme, wonach die Ausdehnung des Gewächses mit den zeitlichen Angaben des Th. in Übereinstimmung gebracht werden kann. Es muß daher der Zusammenhang von Knochensarkom und Unfall bei Th. mit Sicherheit abgelehnt werden, da die Grundforderungen, die für eine etwaige Anerkennung unerläßlich sind, nicht erfüllt sind.

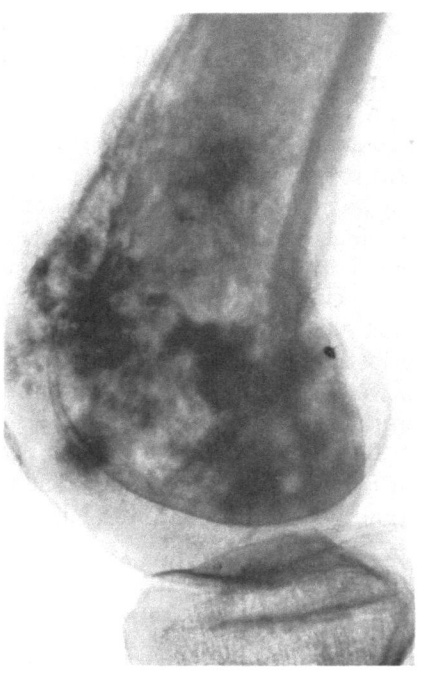

Abb. 4. Osteogenes Sarkom der unteren Oberschenkelmetaphyse. Th., 56 jähr. ♂. Gutachten 3, s. S. 16.

B. Das Myxochondrosarkom.

Dieses setzt sich aus einem embryonal-myxomatösen Gewebe zusammen, in dem es, entsprechend den osteoblastischen Potenzen zur Knorpel- und Osteoidbildung kommen kann. Es ist das osteogene Sarkom des Kindes und Jugendlichen. Die Alterskurve zeigt den rapiden An- und Abstieg zur Zeit der Pubertät. Das Chondromyxosarkom wird jenseits des 40. Lebensjahres kaum beobachtet. Es leitet sich von Geschwulstkeimanlagen an Sehnenansatzstellen ab (Quadriceps, Adductor magnus, Gastrocnemius). Ein entsprechendes Knorpelvorstufen darstellendes embryonal-schleimiges

Sternzellengewebe findet sich bei kartilaginären Exostosen, deren erbliche Grundlagen unbezweifelbar sind. Die Entstehungszeit der Geschwulst ist auf einige Monate (nach eigenen Erfahrungen kaum länger als $^1/_2$ Jahr) zu bemessen. Im Röntgenbild kommt es, entsprechend den subperiostalen Geschwulstkeimanlagen zur Entwicklung des Gewächses unter dem Periost, das abgeschoben wird, wobei sich oben der bekannte Periostsporn bildet. Es folgt eine fortschreitende Rindenzerstörung.

Wichtig für Gutachten ist die Tatsache, daß man das Gewächs im frühen Stadium röntgenologisch sehr schlecht sieht, besonders wenn die Bilder nicht in 2 Ebenen oder mit tadelloser Technik angefertigt sind. Die Amerikaner sprechen von röntgenologisch „unsichtbarem" Sarkom. Der außerhalb der Rinde gelegene Geschwulstschatten kann tatsächlich leicht übersehen werden. Das Gewächs kann also bei einem angeschuldigten Unfall schon bestehen und, wenn kurze Zeit nach einem Unfall geröntgt wird, unter Umständen übersehen werden. Andererseits läßt sich bei einem ausgesprochenen Röntgenbild mit Periostsporn, reaktiver periostaler Spießbildung und Geschwulstschatten, der Verkalkungen aufweist, sagen, daß es sich um einen vorgeschrittenen Fall handelt.

Bekannt ist beim Myxochondrosarkom der schnelle Verlauf, der auf frühzeitige Lungenmetastasen zurückzuführen ist. Die Lebensdauer bei Nichtbehandlung beträgt kaum mehr als 1 Jahr.

4. Myxochondrosarkom der unteren Femurmetaphyse. Gutachten E. C. (gekürzt). 15 Jahre alt.

C. wurde am 8. IV. 1930 wegen einer Geschwulst im unteren Drittel des rechten Oberschenkels aufgenommen. Als Ursache ihres Leidens gab sie bei der Aufnahme einen Unfall vom 22. XII. 1929 an.

Sie sei an dem betreffenden Tage beim Warenabladen von einem Lastauto gesprungen und auf das rechte Knie gefallen; sie habe dabei nur mäßige Schmerzen verspürt und weiter gearbeitet. In den nächsten Tagen habe sie keine Schmerzen mehr gehabt, das rechte Knie sei auch nicht geschwollen gewesen. Mitte Januar 1930 habe sie dann erstmalig eine Schwellung oberhalb des rechten Kniegelenkes bemerkt und sei deshalb am 28. I. 1930 zum Arzt gegangen. Da die Schwellung in den nächsten Wochen stärker geworden sei, sei sie am 20. II. 1930 einem Krankenhaus überwiesen worden, wo durch Röntgenaufnahme und Probeexcision eine bösartige Geschwulst festgestellt und die Amputation des rechten Beines für notwendig erachtet worden sei. — Befund: Osteogenes Sarkom der rechten unteren Oberschenkelmetaphyse. (Röntgenbild s. Abb. 5.) — Behandlung: Exartikulation. — Histologischer Befund: Myxochondrosarkom.

In der Annahme, daß obiges Leiden ursächlich auf den Unfall vom Dezember 1929 zurückzuführen sei, stellte der Vater der minderjährigen E. C. am 19. VI. 1930 einen Antrag auf Entschädigung. Die Berufsgenossenschaft ersuchte daraufhin am 4. VII. 1930 die Klinik um ein Gutachten.

Aus der Beurteilung: 1. Bezüglich des Unfallereignisses ergeben sich aus dem Vergleiche der in den Akten vorhandenen Berichte erhebliche Widersprüche sowohl über den Zeitpunkt, als auch über die Art des Unfalles. Während die C. selbst und auch der zuerst hinzugezogene Arzt als Unfalltag den 22. oder 23. XII. 1929 angeben, nennt die Unfallanzeige den 17. XII. 1929. In der Unfallanzeige wird von einer Fußverrenkung berichtet, C. dagegen gibt an, sie sei auf das rechte Knie gestürzt, und eine Zeugin sagt sogar aus, die C. habe sich bei dem Sprung von dem 1 m hohen Wagen das rechte Bein verrenkt und sogleich über heftige Schmerzen im Oberschenkel oberhalb des Knies geklagt (!).

2. Hinsichtlich der Schwere der Verletzung sagte C. bei der Aufnahme in die Chirurgische Universitätsklinik, sie habe bei dem Sturz nur mäßige Schmerzen verspürt, äußere Verletzungen seien nicht vorhanden gewesen und auch in den ersten Tagen nach dem Unfall nicht aufgetreten; auch erwähnte sie nichts von Beschwerden in den ersten Wochen nach dem Unfall. Daraus und aus der Tatsache, daß C. zunächst keinen Arzt aufsuchte, ist zu schließen, daß der Unfall nur geringfügig gewesen ist.

3. Auch der Ort der Gewalteinwirkung stimmt mit dem Sitze der Geschwulst nicht überein. Nach eigener Schilderung fiel C. bei dem Sprung vom Wagen zu Boden und stürzte dabei auf das rechte Knie. Die Vorder- und Innenseite des Oberschenkels, wo die Geschwulst später auf Grund des Röntgenbildes zuerst festgestellt wurde, konnte hierbei nicht betroffen sein. Mittelbar konnte lediglich eine leichte Stauchung stattgefunden haben.

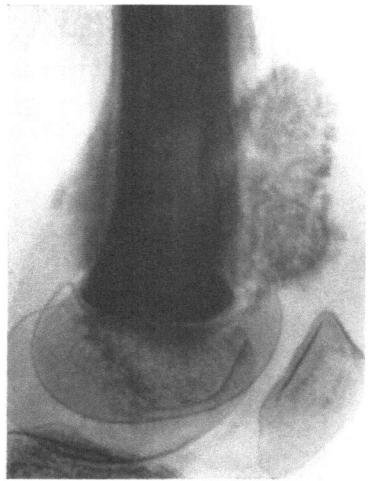

Abb. 5. Myxochondrosarkom der unteren Fermurmetaphyse. E. C., 15jähr. ♀. Gutachten 4, s. S. 18. Unfall am 22. XII. 1929. Röntgenbild vom 11. IV. 1930 (stärkere Sklerosierung als gewöhnlich Folge der Probeexcision!).

4. Die Frist zwischen dem Unfall und dem Ausbruch der Krankheit ist, da die Angaben über den Unfalltag verschieden sind, nicht genau zu errechnen, auf jeden Fall erscheint sie zu kurz. Wenn auch das Knochensarkom zu den schnellwachsenden Geschwülsten zählt, so ist doch im vorliegenden Falle mit größerer Wahrscheinlichkeit anzunehmen, daß der Beginn des Leidens schon vor dem Unfalltermin liegt, weil bereits 3 Wochen nach dem Unfall eine Schwellung oberhalb des Kniegelenkes vorhanden war.

5. Schließlich ist darauf hinzuweisen, daß es sich um das häufigste und typische osteogene Sarkom des Jugendalters handelt.

Es erfolgte Ablehnung.

Hierzu ist noch auf folgende praktisch wichtige Punkte aufmerksam zu machen: Widersprüche über den Unfalltag, den Ort der Beschädigung, die mit zeitlichem Abstand zunehmend zutreffendere Verlegung der Unfallbeschwerden an den Ort des Gewächses, Unerheblichkeit des Traumas bei genauerer Betrachtung.

Vorhandene Brückensymptome waren Ausdruck der bestehenden Geschwulst. Der Arzt hat die in Wahrheit auf die Geschwulst zu beziehenden Beschwerden 3 Wochen lang für Unfallfolgen gehalten. Ein Röntgenbild ist 3 Wochen zu spät gemacht worden.

5. Myxochondrosarkom der unteren Oberschenkelmetaphyse bei einem 23jähr. Mann. Kein Gutachten.

Anamnese: „Hufschlag von einem Pferd gegen das rechte Knie vor 3 Monaten." Nach 5 Wochen schmerzlose Anschwellung oberhalb des Knies selbst bemerkt.

Besondere Befragung: Keine äußere Verletzung. Keine Arbeitsunterbrechung. Schlag unmittelbar gegen die Kniescheibe (dabei aber keine Verletzungszeichen!). Unfalltag wechselnd angegeben.

Ein ursächlicher Zusammenhang mit dem Unfall ist abzulehnen.

C. Das chondroblastische osteogene Sarkom.

Es nimmt von knorpeligen Geschwulstkeimanlagen der Epiphyse (*Geschickter* und *Copeland*) seinen Ursprung. Feingeweblich finden sich Chondroblasten, die entsprechend dem Gitterwerk der provisorischen Verkalkung von einer netzförmigen Zwischensubstanz durchzogen werden. Die rasche Knochenzerstörung findet feingeweblich ihren Ausdruck im Auftreten vieler Riesenzellen, so daß auch hier sowohl mikroskopisch als auch röntgenologisch Verwechslungen mit Riesenzellgeschwülsten vorgekommen sind. Wenn das Gewächs von *Geschickter* und *Copeland* mit dem letzten Endspurt, der sich bei Jugendlichen hauptsächlich an den oberen Oberarm-, den unteren Speichen- und den knienahen Epiphysen abspielt, in Zusammenhang gebracht wird, so

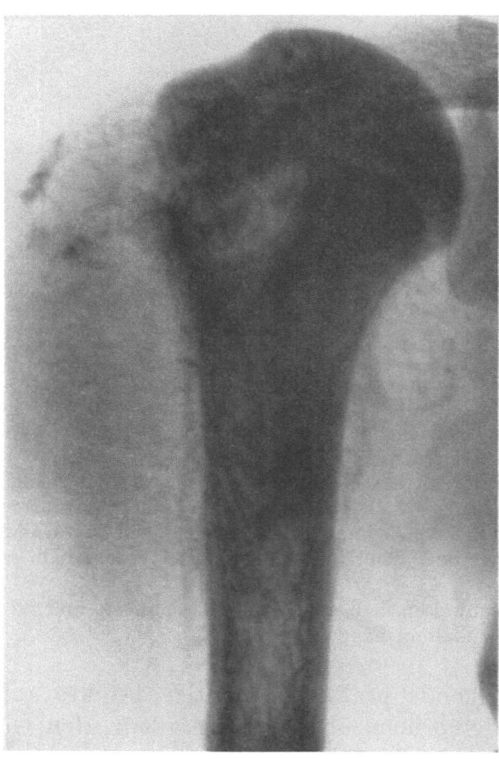

Abb. 6. Chondroblastisches Sarkom des rechten Oberarmes. M. Z., 18jähr. ♀. Fall 6, s. S. 21. „Unfall" August 1930. Röntgenbild 3. VI. 1931.

geht auch hieraus nur wieder hervor, welchen Anteil innere, konstitutionelle Ursachen gegenüber äußeren Einwirkungen haben. Im Röntgenbild wird hauptsächlich die Epiphyse mottenfraßähnlich zerstört.

Die subperiostale Ausbreitung ruft die gleichen Bilder wie beim Myxochondrosarkom hervor. Verwechslungen mit Riesenzellgeschwülsten sind öfter vorgekommen. Die Lebensdauer bei Nichtbehandlung dauert kaum länger als 1 Jahr. Die Entwicklungszeit bis zur ersten Feststellung der Geschwulst ist auf einige Monate zu schätzen.

6. Chondroblastisches Sarkom der rechten oberen Oberarmepiphyse. 18jähr. Mädchen. Kein Gutachten.

Anamnese: Im August 1930 bei einer Autobusfahrt „gestoßen". Keine blaue Stelle. Keine Funktionsstörung. Öfters Schmerzen in der rechten Schulter. Seit Weihnachten 1930 Anschwellung der Schulter. 3. VI. 1931 Röntgenbild (Abb. 6): Osteogenes Oberarmsarkom. Histologisch: Chondroblastisches osteogenes Sarkom. — Ein ursächlicher Unfallzusammenhang wäre abzulehnen.

D. Das osteoblastische osteogene Sarkom.

Dieses weist nach seiner Benennung feingeweblich nachweisbar und röntgenologisch sichtbar in besonderem Maße eine Ausbildung von Knorpel, Osteoid und Knochen auf. Die Altersverteilung entspricht dem Myxochondrosarkom. Die Entwicklungszeit ist aber im allgemeinen langsamer. Die Lebensdauer ohne Behandlung beträgt nicht mehr als 1 Jahr. Die Prognose ist bei sachgemäßer Behandlung (Amputation oder Exartikulation mit Nachbestrahlung) aber günstiger als beim Myxochondrosarkom.

Es gelangte kein Fall zur Begutachtung. Bei den beobachteten klinischen Fällen wurde kein Unfallzusammenhang von den Patienten oder deren Angehörigen behauptet.

E. Die sekundären osteogenen Sarkome.

Sekundär soll heißen, daß es sich um osteogene Sarkome mit dem Kennzeichen des feingeweblichen Aufbaues dieser handelt, daß sich das Sarkom aber auf dem Boden einer Exostose, eines Chondroms, einer Ostitis deformans *Paget* entwickelt. Liegt ein derartiges Leiden vor und entwickelt sich auf seinem Boden ein Sarkom, so erscheint mir in Unfallfragen nur dann ein wesentlicher Einfluß anzunehmen zu sein, wenn das angeschuldigte Ereignis infolge erheblicher Einwirkung Regenerationen anzuregen imstande war, die über einen längeren Zeitraum fortgewirkt haben. Hierbei ist meines Erachtens besonders auf den längeren Zeitzwischenraum und in diesen Fällen auch auf irgendwelche klinischen Brückensymptome zu achten. Die Häufigkeit der Sarkomentstehung auf dem Boden der *Paget*schen Erkrankung beträgt nach *Speiser* mindestens 2%. Sie ist wahrscheinlich noch höher (nach neueren Angaben 6—11%). Die etwaige Unfallfrage ist besonders sorgfältig zu erörtern und wird wohl fast immer abzulehnen sein.

Der folgende Fall ist unter den eigenen Beobachtungen sekundärer osteogener Sarkome der einzige, bei dem im naturwissenschaftlichen Sinne ein ursächlicher Zusammenhang denkbar ist.

7. Sekundäres osteogenes Sarkom des Oberarmes. Kein Gutachten, 37jähr. Frau.

Vor 17 Jahren Oberarmbruch.

Damaliger ärztlicher Befund an Hand der Krankengeschichte: Autounfall. Abriß des Tuberkulum majus. Haemarthros. Glatte Heilung.

Seit 1930 „Schmerzen an der alten Bruchstelle". Geschwulstbildung auf der Vorderseite des rechten Oberarmkopfes. April 1931 halbmannsfaustgroße, derbe rundliche Geschwulst.

Röntgenbild: Osteogenes Sarkom.

Histologisch: Chondrosarkom.

Exartikulation. Nach 2 Jahren Wirbelmetastasen. Nach 3 Jahren an Lungenmetastasen gestorben.

Das Röntgenbild und das feingewebliche Bild dieser Geschwulst paßten nicht in die genannten Untergruppen des primären osteogenen Sarkoms. Die Patientin war erheblich älter. In diesem Alter der Patientin kommt eigentlich nur ein osteolytisches osteogenes Sarkom in Frage, um das es sich nicht handelte. Die frühere Fraktur war erwiesen. Die Latenzzeit war, wie bei den sich in osteomyelitischen Kloaken entwickelnden Carcinomen, genügend lange. Auf der anderen Seite muß gesagt werden, daß man vor der ungeheuren Seltenheit eines solchen Ereignisses, Sarkomentwicklung an der Stelle einer früheren Fraktur, stutzig werden muß, und daß irgendwelche klinischen Brückensymptome in 17 Jahren fehlen.

Überblickt man das Gebiet der osteogenen Sarkome zusammenfassend, so ergibt sich auf Grund neuerer Arbeiten eine starke Bestärkung in der Auffassung der embryonalen Geschwulstkeimanlage. Die eigenen Beobachtungen osteogener Sarkome ließen bei den klinischen Patienten nur in äußerst geringem Maße eine Unfallangabe in der Anmanese feststellen, und zwar auch bei ärztlicher Befragung. Hierfür habe ich eigens noch einmal sämtliche Anamnesen der von mir selbst beobachteten Knochensarkome genauestens durchgesehen. Selbstverständlich darf man bei derartigen, noch meist jugendlichen Patienten nicht gleich mit der Suggestivfrage nach einem Trauma in der Anamnese beginnen. Gar nicht so selten ist diese Suggestivfrage, primär von den Eltern, oder vom Arzt, oder durch den Arzt auf dem Umwege über die Eltern an die Jugendlichen bereits gerichtet worden. **Die in der Klinik zur Begutachtung gelangenden osteogenen Sarkome wurden sämtlich ablehnend ent- und beschieden.** Die Ablehnung mußte erfolgen, weil zweimal vorwiegend ein unmöglicher Zeitzusammenhang (Gutachten I und IV) vorlag, und zweimal keine örtliche Übereinstimmung zwischen Gewalteinwirkung und Stelle der Geschwulstentstehung bestand (Gutachten II und III).

Ostitis fibrosa, Knochencyten, Riesenzellgeschwülste.

Die Ostitis fibrosa gen. Recklinghausen ist eine innersekretorische Systemerkrankung, die durch vermehrte Knochenresorption, Bildung von Hohlräumen und braunen Riesenzellgeschwülsten gekennzeichnet ist. Die hemmungslose Kalkberaubung beruht auf einer Fehlleistung der Nebenschilddrüsen. **Eine unfallmäßige Entstehung kommt bei dieser konstitutionellen Systemerkrankung nicht in Frage.**

Auch wenn man die Ostitis fibrosa gen. als generalisiertes Geschwulstleiden auffassen würde (*G. Herzog*), dem die Nebenschilddrüsenadenome auf Grund der Kalkausschüttung erst sekundär folgen, wäre eine unfallmäßige Entstehung nicht denkbar.

Obwohl eine morphologische Übereinstimmung der Riesenzellgeschwulst bei der Ostitis fibrosa gen. mit der Riesenzellgeschwulst sui generis vorliegt, handelt es sich doch ätiologisch um verschiedene Erkrankungen. Nach dem mikroskopischen Bild besteht die Riesenzellgeschwulst aus einem netzförmigen (syncytialen) Gewebe aus Spindel- und Riesenzellen mit anatomisch und funktionell minderwertigen Capillaren. Es stehen sich bezüglich dieses Gewebes die Auffassung der 1. echten Geschwulstnatur (*Ribbert, Albertini, Bloodgood, Ewing, Kolodny, Geschickter* und *Copeland, Puhl, Georg Herzog*) und der 2. regenerativen Fehl- und Überschußbildung (*Konjetzny, Haslhofer*) gegenüber. Diese soll sich auf der Grundlage a) „bestimmter" Schädigungen des Knochenmarkes, b) einer „bestimmten" Gewebsveranlagung und auch c) „ganz bestimmter" örtlicher Bedingungen entwickeln (*Konjetzny, Haslhofer*). Hierbei ist die „bestimmte" Schädigung nicht näher gekennzeichnet, unter bestimmter Gewebsveranlagung wird die Neigung zur Überschußbildung, zur Hypertrophie bzw. zur Hyperplasie verstanden, ähnlich wie sie beim „Keloid" in Erscheinung tritt, und unter „bestimmten" örtlichen Bedingungen denkt man an die Beziehung der Riesenzellgeschwulst zur Epiphyse und zur normalen osteoblastischen Knochenresorption, die sich an der jugendlichen Epiphyse langer Röhrenknochen in erhöhtem Maße abspielt, und an die eigenartigen Blutversorgungsverhältnisse (periostale und transcorticale Gefäßversorgung, *Lexer*).

Für diejenigen, die der letztbesprochenen Auffassung der Riesenzellgeschwulst beipflichten, muß es klar sein, daß eine „bestimmte" Schädigung, also in unfallmedizinischer Hinsicht eine umschriebene Gewalteinwirkung, noch nicht ohne weiteres die ursächliche Bedeutung im naturwissenschaftlichen Sinne zu haben braucht, sondern daß diese nur einen Faktor in einem Faktorenkomplex darstellt, wo immer noch die anderen Bedingungen (b und c) bleiben. Deren Rolle dürfte auch bei dieser Auffassung überwiegen. Ich selbst neige, je mehr ich mich damit beschäftige, immer mehr der Geschwulstauffassung (*Herzog*, *Puhl*) zu und nehme eine Geschwulstbildung auf dem Boden einer örtlichen Hamartie an. Es handelt sich nach dieser Auffassung um ein örtlich minderwertiges, als embryonalen Geschwulstkeim gegebenes Gewebe, das infolge seiner minderwertigen Capillarbeschaffenheit leichter blutet. Durch die Blutungen setzt dann jener circulus vitiosus ein, der zu erhöhter Resorption, vermehrtem Knochenabbau, Drucksteigerung infolge der starren Wand, hierdurch weiter zu vermehrtem Abbau, gesteigerter Bildung von Osteoklasten usw. führt. D. h. mit anderen Worten, alles das Reaktive, was bei der anderen Auffassung der Riesenzellgeschwulst als das Primäre aufgefaßt wird, ist etwas Sekundäres. Keineswegs darf die Riesenzellgeschwulst einem Knochenhämatom gleichgesetzt werden, wobei ich diese primitive Auffassung darum erwähne, weil sie tatsächlich in der Auffassung vieler Ärzte noch vorhanden ist.

Jedenfalls sind beide Anschauungen über das Wesen der Riesenzellgeschwulst nur geeignet, die Rolle eines Traumas in unfallmedizinischer Hinsicht als sehr fraglich hinzustellen. Die 1926 noch von *Sauerbruch* auf dem Amsterdamer Unfallkongreß vertretene Ansicht, daß die „Ostitis fibrosa" eine „ausgesprochene Unfallkrankheit" ist, läßt sich nicht aufrechterhalten. Das gewöhnliche Alltagstrauma (Stoß, Gelenkverstauchung, Hinfallen, blauer Fleck) als ursächlich wesentliche oder wichtigste Bedingung hinzustellen, halte ich für nicht möglich. Es blutet eben in der Geschwulst, weil örtlich ein minderwertiges Capillarsystem vorhanden ist. In dieser Hinsicht ist auch für Beweisführungen in Gutachten auf die Unverwertbarkeit des histologischen Befundes, soweit dieser sich auf Blut- oder Blutpigmentfunde bezieht, nachdrücklich hinzuweisen.

Spontane Rückbildungs- und Heilungsvorgänge sind in Riesenzellgeschwülsten sehr häufig anzutreffen. Es handelt sich um Organisationen von Blutungen, Cystenbildungen, Osteoid- und Knochenproduktion, sowie rein fibröse Beschaffenheit. Alle diese Vorgänge kommen gleichzeitig und zeitlich getrennt vor, so daß man bei Überwiegen eines feingeweblich nachgewiesenen Stadiums, soweit sich dieser Nachweis auf die ganze Geschwulst und nicht etwa nur einen Teilabschnitt erstreckt, nur von einem bestimmten Stadium der Riesenzellgeschwulst sprechen kann.

Die große Menge der den Nichtkenner des Gebietes verwirrenden Namen für die Riesenzellgeschwulst (nämlich myelogenes Sarkom, Myeloidsarkom, Riesenzellsarkom, Xanthosarkom, brauner Tumor, Knochengranulom, lok. O. f., tumorbildende lokalisierte O. f., Knochenepulis, um nur einige Namen von deutschen Autoren zu nennen) muß, besonders auch in Gutachten, verschwinden. Der Name Riesenzellgeschwulst des Knochens (englisch: Giant cell bone tumor; französisch: tumeur à myeloplaxes des os; italienisch: tumore gigantocellulare delle ossa) ist einfach und klar verständlich.

Das klinische Bild der Riesenzellgeschwulst ergibt: bevorzugt jugendliches Erwachsenenalter (20—30 Jahre, etwa 40% der Riesenzellgeschwülste), Hauptsitz am unteren Oberschenkel- und Speichen-, sowie am oberen Schienbeinende, also epiphysäre Lage an langen Röhrenknochen. Die Entstehungszeit ist auf Monate zu veranschlagen, bis sich die Geschwulst überhaupt bemerkbar macht. Anfangs besteht Schmerzlosigkeit, die erst bei Periostabhebung aufhört. Röntgenologisch ist exzentrisches, aber zentrales Befallensein einer Epiphyse festzustellen, und es findet sich meist ein polycystisches, seifenblasenartiges Aufhellungsbild. Eine Zerstörung der Corticalis kommt vor und hat schon zu Fehldeutungen im Sinne eines Sarkoms veranlaßt. Sogar Einbruch ins Gelenk (*Marziani*) und Durchbruch durch die Haut ist, wenn auch selten, beschrieben. Ich selbst sah eine Riesenzellgeschwulst des Wadenbeinköpfchens, die kurz vor dem Durchbruch durch die Haut stand. Hiermit ist also nicht ohne weiteres ein Sarkom bewiesen.

Die Diagnose einer Riesenzellgeschwulst ist gerade auch für die Begutachtung darum so wichtig, weil bekanntlich früher die osteogenen Sarkome und die Riesenzellgeschwülste zusammengeworfen und einheitlich als „bösartige" Sarkome geführt worden sind. Bereits in der ersten Hälfte des vorigen Jahrhunderts war aber *Dupuytren* und *Nélaton* das nichtsarkomatöse Verhalten der Riesenzellgeschwulst bekannt, und auch *R. Virchow* hat die Riesenzellgeschwulst, die früher sog. „myelogenen Sarkome", als verhältnismäßig gutartige Gewächse mit günstiger Prognose bei früher und vollständiger Entfernung aufgefaßt. Die Abtrennung der „myelogenen Sarkome" von den bösartigen osteogenen Knochensarkomen ist dann von *Konjetzny* überzeugend 1922 durchgeführt worden.

Ich teile unten ein Gutachten mit, wo diese Verwechslung (s. Gutachten 1, S. 27, Röntgenbild Abb. 7) stattgefunden hat. Die Einzelheiten und die Folgerungen hieraus gehen aus der Beurteilung hervor. Über die besonderen und erheblichen Schwierigkeiten der Diagnose bei Riesenzellgeschwülsten habe ich kürzlich Ausführungen gemacht (Chir. Kongreß 1938, Arch. klin. Chir., Kongreßband S. 521).

Daß sich Cysten aus Riesenzellgeschwülsten entwickeln können, ist von *Konjetzny* u. a. bewiesen. Vgl. zu dieser Frage in unfallmedizinischer Hinsicht die Beobachtungen 5 und 6, S. 35 und 36.

Auch für die Cysten des Knochens haben jahrelang die Aussichten von *Pommer*, der ihnen Hämatomcharakter zusprach, eine ausschlaggebende Rolle gespielt. Die

metaphysären jugendlichen Knochencysten

kommen bei Jugendlichen unter 15 Jahren vor und entstehen auf dem Boden einer Hamartie mit dann folgenden und komplizierenden Kreislaufstörungen im Knochen. Der Weg dabei ist folgender: Blutaustritte in einem primär anders und minderwertig angelegten Knochenmarksgewebe, oder größere Blutraumbildungen in einem embryonalen Mesenchym (*Puhl*), Zunahme des Innendruckes, Osteoklastenanreicherung, vermehrter Knochenabbau, Organisation der Blutungsherde, wobei ebenfalls riesenzellhaltiges rostbraunes Abbaugewebe auftritt, Cystenentstehung mit mehr oder minder starker Auslaugung des Inhaltes. Die Unterschiede zwischen der epiphysären Riesenzellgeschwulst und der metaphysären jugendlichen Knochencyste hinsichtlich des Riesenzellgewebes bestehen nur in der Quantität, nicht in der Qualität des Riesenzellgewebes. Das Auftreten von so großen Mengen Riesenzellgewebes bei der Riesenzellgeschwulst ist sehr wahrscheinlich epiphysär bedingt, also ortsgebunden (s. oben). Das Primäre im ganzen Ablauf, auch der Cyste, ist aber mit überwiegender Wahrscheinlichkeit, wie bei der Riesenzellgeschwulst, deren enge Verwandtschaft klinisch, röntgenologisch und feingeweblich außer jedem Zweifel steht, der embryonale mesenchymale (*Herzog*, *Puhl*) Geschwulstkeim. Vorkommen der jugendlichen Knochencysten zur Zeit der Pubertät, Übergang zu streckenmäßig ausgebreiteteren diaphysären Beteiligungen, ein- und mehrgliedrige Beteiligung benachbarter Knochen lassen ebenfalls nur an eine konstitutionell bedingte Gewebsbeschaffenheit und eine Alterdisposition dieser Erkrankung denken.

Die Tatsache, daß gelegentlich eine polyostotische jugendliche Cystenbildung beobachtet wird, ohne daß eine Kalkstoffstörung nachweisbar ist, legt den Gedanken nahe, daß unter bestimmten Bedingungen, z. B. in bestimmten Lebensaltern und bei Versagen von Regulationen, die Kalkstoffwechselstörung hinzukommt, und bei Entgleisung der Tätigkeit der Nebenschilddrüsen die Krankheit Ostitis fibrosa generalisata in Erscheinung tritt. Solche Übergangsfälle von polyostotischer Ostitis fibrosa ohne Kalkstoffwechselstörung sowie familiäres und erbliches Vorkommen bei Trägern einer Ostitis fibrosa und Einzelcystenträgern machen eine gewisse Verwandtschaft zwischen den jugendlichen Knochencysten und der Ostitis fibrosa gen. wahrscheinlich.

Die Spontanfraktur bei der jugendlichen metaphysären Cyste ist dasjenige Ereignis, das klinisch im Vordergrund steht und meist zur Entdeckung des Leidens führt. Ihm kommt eine ursächliche Bedeutung weder in naturwissenschaftlichem Sinne noch in sozialversicherungsrechtlicher Beziehung zu.

1. Riesenzellgeschwulst der unteren Speichenepiphyse. O. K., 24 Jahre alt, Gutachten (gekürzt).

Das Gutachten wird darüber gewünscht, ob mit an Sicherheit grenzender Wahrscheinlichkeit anzunehmen ist, daß das „Riesenzellensarkom" auf den Unfall vom 5. VIII. 1936 ursächlich zurückzuführen ist.

K. erkrankte am 23. XII. 1936 an einer Schwellung des rechten Unterarmes. Der Arzt gab auf dem Krankenschein keinen Betriebsunfall an. K. selbst behauptete, am 6. VIII. 1936 beim Kaffeeholen ausgerutscht und auf die rechte Hand gefallen zu sein. Die Kante des Kaffeekessels soll die später erkrankte Stelle getroffen haben. Die Arbeit wurde nicht unterbrochen. Bei der ersten Inanspruchnahme des Arztes äußerte K. keine besonderen Schmerzen. Die rechte Elle war oberhalb des Handgelenkes dick aufgetrieben. Am 19. I. 1937 wurde K. im Krankenhaus zu M. operiert. Es wurde in der Speiche (Speiche und Elle widersprechen sich in dem Bericht des Arztes!) eine Geschwulst ausgelöffelt. Diese wurde dem Pathologischen Institut zu M. überwiesen, wo die Diagnose „Riesenzellensarkom" gestellt wurde. In der Untersuchungsverhandlung hat K. dann weiter ausgeführt, daß er sich die Innenseite des rechten Unterarmes beim Sturz an der Kante des Wasserkessels geschlagen hätte. Er hat mit dem verletzten Arm bis zum 22. XII. 1936 gearbeitet. Eine Chirurgische Universitätsklinik, in die K. zur Beobachtung geschickt wurde, schlug die Amputation des rechten Armes vor. Die Operation ist dann aber nicht dort, sondern von Dr. *S.* vorgenommen. Dieser teilte dann später mit, daß er am 19. I. 1937 die Probeexcision aus einer Knochenhöhle unmittelbar oberhalb der Epiphyse gemacht hätte. Er hat den Arm dann am 12. III. 1937 abgesetzt, hat ihn aber nicht pathologisch-anatomisch untersuchen lassen (!). Dr. *S.* nahm einen Unfallzusammenhang zwischen der Entstehung der Riesenzellgeschwulst und dem Unfall an. Die Chirurgische Universitätsklinik X. teilte aber der Berufsgenossenschaft mit, daß ein Unfallzusammenhang außerordentlich unwahrscheinlich wäre, da zwischen dem ersten Erscheinen der Knochenbeschwerden und dem Unfall nur 4 Wochen lägen. K. selbst hat in der Unfalluntersuchungsverhandlung ausdrücklich gesagt, daß ihm schon im August 1936 der Arm schmerzte.

Aus der Beurteilung: Zunächst ist hervorzuheben, daß die Beurteilung dadurch außerordentlich erschwert ist, daß der Arm mit dem angeblichen Riesenzellen„sarkom" nach der Absetzung nicht pathologisch-anatomisch, insbesondere feingeweblich, untersucht ist. Es ist das bei einem derartig schwierig liegenden Fall ganz besonders bedauerlich! Da die Aktenunterlagen nicht genügen, ist 1. der Röntgenbefund aus der Chirurgischen Universitätsklinik X. angefordert worden und 2. ist bei Herrn Prof. *X.*, dem Direktor des Pathologischen Institutes X., angefragt worden, was die feingewebliche Untersuchung der Probeexcision überhaupt ergeben hat.

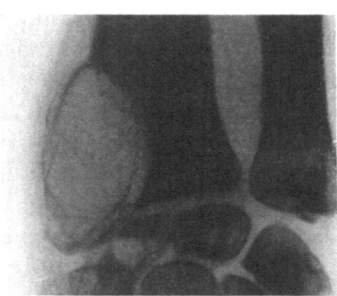

Abb. 7. Riesenzellgeschwulst der unteren Radiusepiphyse. O. K., 24jähr. ♂. Gutachten 1. s. S. 27. Unfall am 6. VIII. 1936. Röntgenbild vom 26. XII. 1936.

Es ist weiter darauf hinzuweisen, daß es am Knochen sog. Riesenzellgeschwülste gibt, die jedoch nicht als bösartige, vom Knochengewebe ausgehende Sarkome gelten können. Diese Riesenzellgeschwulst ist verhältnismäßig gutartig; sie liegt bei typischem Sitz in der Epiphyse, entwickelt sich langsam und bietet feingeweblich ein Bild, das wegen der vielen vorkommenden Riesenzellen schon oft mit einem echten Sarkom verwechselt worden ist. Ein echtes Sarkom mit Riesenzellen ist aber sehr bösartig, verläuft unter Ablegerbildung in anderen Organen, besonders den Lungen, sehr schnell, meist tödlich, und bietet ein anderes Röntgenbild als die gewöhnlich gutartige Riesenzellgeschwulst. (K. würde wohl kaum noch leben, wenn es sich um ein bösartiges, echtes Knochensarkom gehandelt hätte!)

Es läßt sich im vorliegenden Falle mit an Sicherheit grenzender Wahrscheinlichkeit behaupten, daß eine solche gutartige Riesenzellgeschwulst des Knochens und kein bösartiges Sarkom vorgelegen hat; denn das beigefügte Röntgenbild vom 26. XII. 1936 (Abb. 7) ist dafür typisch. Es ist auf ihm nur die halbe Epiphyse einseitig zerstört, die Rinde ist ganz dünn, schmal und aufgeblättert, und im Innern der Geschwulst sind ganz feine Knochenkammerwände nach Art eines Wabenwerkes erkennbar. Hinzu kommt nun noch, daß Prof. *X.* schreibt: „Die Gewebsstückchen aus der Höhle im Radius des Pat. X sind größtenteils nur schwer färbbar, da offenbar im Untergang begriffen. An etwas besser erhaltenen Stellen finden sich massenhaft Riesenzellen mit zentral gelagerten Kernen (vom Osteoklastentyp) und dazwischen ein zellreiches Gewebe, das an anderen Stellen wieder reichlicher Bindegewebe produziert hat. Soweit man aus dem Präparat einen Schluß ziehen kann, dürfte es sich wohl um ein Riesenzellensarkom handeln."

Bei der Beurteilung einer derartigen Knochengeschwulst ist aber nicht der feingewebliche Befund allein maßgebend, der nur an wenigen kleinen ausgeschabten Bröckeln gewonnen worden ist, die anscheinend in schlechtem Zustand im Institut angekommen sind, sondern es muß immer der klinische, röntgenologische und feingewebliche Befund zusammen bewertet werden. Im übrigen ist der Name Riesenzellensarkom für Riesenzellengeschwulst immer noch stellenweise gebräuchlich.

Es fragt sich nun, ob die Erkrankung (Riesenzellgeschwulst der Speiche) durch den angegebenen Unfall hervorgerufen oder verschlimmert worden ist. Bezüglich der Entstehung der Riesenzellgeschwulst nimmt die Auffassung der Autoren immer mehr überhand, daß es sich um ein schon angeboren angelegtes Gefäßgeschwulstgewebe handelt, daß infolge minderwertiger Blutgefäßbeschaffenheit sehr leicht zu Blutungen neigt. Eine blutige Verfärbung des Geschwulstgewebes ist also die Folge der Geschwulstbildung selbst und aus ihr kann auf keinen Fall auf irgendeine traumatische Einwirkung geschlossen werden!

Eine derartige Riesenzellgeschwulst kann nur dann ursächlich mit einem Unfall in Zusammenhang gebracht werden, wenn der Unfall 1. erheblich gewesen ist, 2. die Stelle der späteren Geschwulstbildung getroffen hat, und 3. wenn zwischen Geschwulstentstehung und Unfall eine passende Zeit liegt.

Im vorliegenden Fall ist eine Entstehung durch den Unfall abzulehnen.

Die Gründe hierfür sind folgende: 1. Der Unfall ist nicht erheblich gewesen. Die Arbeit wurde nicht unterbrochen, ein Arzt überhaupt nicht in Anspruch genommen. Der Unfall ist nicht sachgemäß und sehr viel verspätet gemeldet worden! Der Arzt wurde erst über $4^1/_2$ Monate später aufgesucht. Das Anschlagen an einen Kaffeekessel kann nicht als erhebliche Gewalteinwirkung gelten.

2. Es ist außerordentlich fraglich und auf keinen Fall zu beweisen, daß die Stelle der späteren Geschwulst getroffen ist; denn die Geschwulst liegt genau am allerunterstem Ende der Speiche. Wenn K. erheblich auf die rechte Hand gefallen wäre und die Stelle des Handgelenks beschädigt wäre, hätte er nicht weiter arbeiten können, besonders als Holzarbeiter. Er hätte entweder eine Verstauchung der Hand gehabt, welche sehr schmerzhaft ist, zu starken Schwellungen führt und den Betreffenden im Gebrauch der rechten Hand sehr erheblich behindert hätte, oder er hätte sogar einen typischen Speichenbruch davongetragen.

3. Es ist zu bezweifeln, daß sich zeitlich vom August 1936 bis zum Dezember 1936, also in 4 Monaten, eine Riesenzellgeschwulst von der Ausdehnung, wie sie bei K. auf Grund des Röntgenbildes vom 28. XII. 1936 anzunehmen ist, entwickeln kann.

4. Im übrigen ist hier auch noch hinzuzufügen, daß sich 4 Wochen nach dem angeblich belanglosen Unfall schon Schmerzen bemerkbar machten, also die Geschwulst sicher schon vorhanden war. Schmerzen können aber erst bei einer ziemlichen Ausdehnung der Geschwulst ausgelöst werden, wenn nämlich die Rinde zerstört ist, und sich der Geschwulstdruck im Sinne der Knochenhaut-(Periost-)Dehnung auswirkt. In 4 Wochen ist die Entstehung einer solchen Ausdehnung aber nicht denkbar.

Auch die Verschlimmerung der Geschwulst durch den Unfall ist zu verneinen. Hier ist vor allem zu sagen, daß sich eine Verschlimmerung, also ein verstärktes und beschleunigtes Wachstum sehr bald nach dem in Rede stehenden

Unfall gezeigt haben müßte und nicht erst Monate später. Ferner ist das Wachstum keineswegs rapide gewesen, sondern es entspricht in seinem langsamen Verlauf dem typisch langsamen Wachstum der epiphysären Riesenzellgeschwulst der Speiche.

Dieses Gutachten beleuchtet sämtliche praktischen Schwierigkeiten, und wirft vor allem ein Licht auf die Bedeutung der Klärung der Diagnose, bevor mit der Erstattung des Gutachtens überhaupt angefangen werden kann.

2. Riesenzellgeschwulst des Talus. K. G. Gutachten (gekürzt).

Das Gutachten wird darüber gewünscht, ob die knöchernen Veränderungen am Sprungbein des Klägers infolge angeblicher Unfälle im Juli 1930 und am 7. VI. 1935 entstanden sind.

Der Unfall vom Juli 1930 wurde am 5. XII. 1935! gemeldet. G. will dabei mit dem rechten Fuß auf einen runden Stein getreten, in den Knien umgeknickt sein, und gleich darauf einen stechenden Schmerz im rechten Mittelfuß verspürt haben. Beim Nachsehen sei an dem entblößten Fuß nichts zu sehen gewesen, nach einer kurzen Pause habe er dann unter heftigen Schmerzen weitergearbeitet. Der Zeuge K. F. erinnerte sich viele Jahre später noch „genau", daß G. im Sommer 1930 an einem Tage sagte, er solle ihn beim Kohlenladen einen Augenblick ablösen, da er sich einen Fuß vertreten hätte. Er weiß auch anzugeben, daß G. sich hinsetzte, Schuh und Strumpf auszog, und dann beim Gehen lahmte. G. gibt 6 Jahre später (!) noch an, daß er nach der Arbeit wie sonst mit dem Autobus nach Hause gefahren sei. Zu Hause habe er den Fuß seinen Eltern gezeigt und gebadet. Am anderen Morgen hätte er zwar noch Schmerzen im rechten Fuß gehabt, sie seien aber so erträglich gewesen, daß er seiner Arbeit nachgehen konnte. Er arbeitete dann bis Anfang August 1930 und mußte sich am 6. VIII. 1930 wegen Geschwüren am rechten Unterarm krank melden. Er will dabei dem behandelnden Arzt Dr. *B.* gegenüber gesagt haben, daß die Schmerzen eine Folge des im Juli 1930 erlittenen Unfalles seien. Der Arzt habe ihm daraufhin etwas zum Einreiben verschrieben. Ende September 1930 wurde G. dann auf seinen Wunsch einer Knappschaftsbeobachtungsstation überwiesen und dort untersucht und am rechten Fuß geröntgt. Nach dem damaligen Befund des Dr. *V.* vom 27. IX. 1930 zeigte die Röntgenaufnahme des rechten Mittelfußes in 2 Ebenen normale knöcherne Verhältnisse. Auch sonst wurde objektiv am rechten Fuß etwas Krankhaftes nicht festgestellt. G. sagt dann weiter aus, daß er im Laufe der folgenden Jahre zeitweilig immer wieder Schmerzen im rechten Fuß gehabt habe. Er will auch Ende 1933 und April und Mai 1934 wegen Schmerzen im rechten Fuß in ärztlicher Behandlung gewesen sein.

Der 2. Unfall soll sich lt. Unfallanzeige am 7. VI. 1935 zugetragen haben, und zwar rutschte G. angeblich beim Gehen aus. In den Verhandlungen gab ein Zeuge zu diesem Unfall an, daß er sich noch genau erinnere, wie G. hinter ihm „aufschrie" und ihm sagte, er hätte sich den Fuß vertreten. G. zog auch seinen Schuh aus und der Zeuge sah eine leichte Schwellung am Enkel. Seine Arbeit hat G. nicht eingestellt, er klagte aber in der Folgezeit über Schmerzen in seinem Fuß und humpelte. Der Zeuge sagte auch aus, daß ihm aufgefallen sei, daß G. sich vor dem Vertreten mit seinem Fuß immer etwas in acht nahm. Am 16. VII. 1935 kam G. in Behandlung des Krankenhauses in D. wegen einer Geschwulst am rechten Talus (Abb. 8). Nach einer Probeexcision wurde das Sprungbein entfernt. Prof. *S.* gab am 11. XII. 1936 ein Gutachten ab. Daraus geht hervor, daß nach dem Ergebnis des Probeschnittes zunächst eine „bösartige" Geschwulst, auf Grund einer

Untersuchung des Operationspräparates, aber dann ein „Resorptionstumor", eine sog. „Ostitis fibrosa" angenommen wurde. Nach Ansicht des Gutachters bestand durchaus die Möglichkeit des Zusammenhanges mit dem Unfall, da derartige Resorptionstumoren sich leicht im Laufe längerer Zeit erst an Knocheneinbrüche anschließen, er hielt jedoch in erster Linie einen pathologischen Anatomen zur Beurteilung für zuständig. Dieser äußerte sich dahin, daß der Unfall vom 7. VI. 1935 die Erkrankung des Sprungbeines weder verursacht noch wesentlich verschlimmert hat, nahm dagegen mit überwiegender Wahrscheinlichkeit an, daß die Erkrankung des rechten Sprungbeines durch den Unfall vom Juli 1930 bei der bergmännischen Arbeit verursacht sei. Was die Natur der Geschwulst des Sprungbeines anbelangt, so hätte die feingewebliche Untersuchung keine eindeutige Stütze für die anfangs ausgesprochene Diagnose „Fibrosarkom" ergeben, sondern es spräche eine weitgehende Wahrscheinlichkeit für das Vorliegen eines „Granulations- oder Resorptionstumors nach Art der Ostitis fibrosa".

Auch nach dem Röntgenbild vom 5. VII. 1935, das den Akten beiliegt, und das die Verhältnisse am Sprungbein sehr gut wiedergibt, ist mit größter Wahrscheinlichkeit eine Riesenzellgeschwulst anzunehmen.

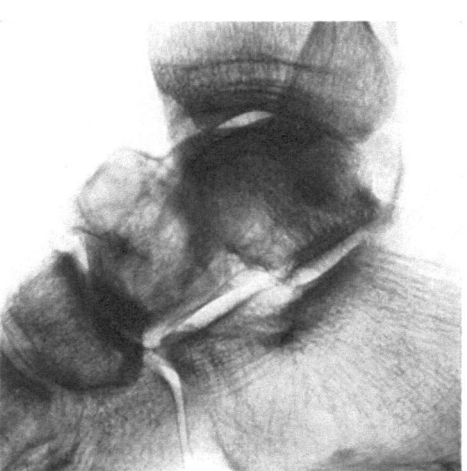

Abb. 8. Riesenzellgeschwulst des Talus. G., 25 jähr. ♂. Gutachten 2, s. S. 30. Unfall 7. VI. 1935. Röntgenbild 5. VII. 1935.

Aus der Beurteilung: Was die Zusammenhangsfrage anbelangt, so entsteht die Riesenzellgeschwulst, um die es sich hier handelt (Abb. 8), in der Regel aus innerer Ursache auf Grund einer anlagebedingten Knochenmarksveränderung, ohne daß eine äußere Verletzung hierfür angeschuldigt werden kann. In ganz seltenen Fällen soll sich diese Erkrankung jedoch auch an eine Verletzung anschließen können. Voraussetzung für die Anerkennung eines ursächlichen Zusammenhanges ist dann, daß der Unfall die später erkrankte Stelle unmittelbar getroffen hat und so erheblich gewesen ist, daß das Innere des Knochens in seiner Struktur beschädigt werden konnte. Im vorliegenden Falle muß die Möglichkeit zugegeben werden, daß G. sich im Juli 1930 den Fuß vertreten hat, wenn der Zeugenaussage Glauben geschenkt werden soll. Allerdings hat dieser Zeuge den Unfall selbst nicht gesehen, sondern er hat nur beobachtet, daß G. sich hinsetzte, Schuh und Strumpf auszog und beim Gehen lahmte. Man muß auch zugeben, daß sich auch sog. Brückensymptome insofern herausfinden lassen, als G. von Zeit zu Zeit über Fußbeschwerden klagte. Es steht auch fest, daß er des Fußes wegen sich am 27. IX. 1930 untersuchen und sogar röntgen ließ, ohne daß übrigens ein besonderer Befund dabei erhoben werden konnte. Jedoch muß abgestritten werden, daß der Unfall so erheblich war und imstande gewesen ist, eine solche Schädigung der Knochenstruktur hervorzurufen, daß die Riesenzellgeschwulst sich auf Grund dieser Beschädigung allein entwickeln konnte. Der Unfall kann nicht erheblich gewesen sein, denn G. hat weder die Arbeit eingestellt, noch einen Arzt aufgesucht, und die Unfallanzeige ist erst nach Jahren, als das Leiden offensichtlich wurde und die Entfernung des Sprungbeines notwendig machte, erstattet. Die Erheblichkeit des Unfalles läßt sich also keineswegs sicher erweisen. Dazu kommt, daß, wenn tatsächlich das Vertreten des Fußes stattgefunden hat, es sich lediglich um eine sog. Distorsion, d. h. um eine Bänderzerrung, handeln konnte. Derartige Bänderzerrungen sind etwas außerordentlich Häufiges. Trotz dieser Häufigkeit selbst schwerster Bänderzerrungen, die eine sofortige ärztliche Behandlung notwendig machen, also sicherlich einen erheblichen Unfall darstellen, spricht aber die Erfahrungstatsache ganz und gar dagegen, daß dadurch derartige Sprungbeinveränderungen hervorgerufen werden können. Denn gerade die Riesenzellgeschwulst des Sprungbeines, wie sie bei G. vorlag, gehört zu den ganz großen Seltenheiten. Man muß also folgern, daß, falls der Unfall im Juli 1930 tatsächlich stattgefunden hat, das Vertreten des Fußes in keiner Weise geeignet gewesen sein kann, die Riesenzellgeschwulst des Sprungbeines hervorzurufen, und daß die Erheblichkeit des Unfalles nicht erwiesen ist. Zeitlich ist zu sagen, daß $2^1/_2$—3 Monate nach dem ersten Unfall röntgenologisch keine Veränderungen nachweisbar waren. Wäre die Geschwulst aber damals schon vorhanden oder in Entwicklung gewesen, hätte man sie sehr wahrscheinlich auch röntgenologisch nachweisen können.

Ein ursächlicher Zusammenhang zwischen dem angeblichen Unfall vom Juli 1930 und der Erkrankung des Sprungbeines ist daher nicht wahrscheinlich zu machen.

Was den 2. Unfall vom 7. VI. 1935 anbelangt, so hat bereits Dr. *H.* in seinem Gutachten betont, daß es höchstens eine Gelegenheitsursache gewesen sein kann, die auf das Sprungbeinleiden aufmerksam machte. Wenn auch auf der Röntgenaufnahme im Jahre 1930 noch keine Veränderung am Sprungbein zu sehen gewesen sein soll, so hatte doch G. in den folgenden Jahren immer wieder Beschwerden im Fuß, so daß anzunehmen ist, daß das Leiden schon in der Entwicklung begriffen war, bis es durch die Röntgenaufnahme am 5. VII. 1935, also 4 Wochen nach diesem 2. Unfall, schon völlig ausgeprägt war. In 4 Wochen entwickelt sich eine derartige Geschwulst des Sprungbeines (Abb. 8) nicht. Dieser 2. Unfall kommt also auch weder als auslösend noch als verschlimmernd in Frage.

An diesem Gutachten ist bemerkenswert, daß sich ein maßgeblicher Gutachter die Auffassung der Riesenzellgeschwulst als Resorptionstumor zu eigen gemacht hat, und der Ansicht ist, daß sich dieser an eine Infraktion anschließen kann. Bei der heutigen oben vertretenen Ansicht über die Riesenzellgeschwülste ist die Infraktion die Folge, nicht die Ursache der Riesenzellgeschwulst! Die zeitlichen Verhältnisse zu den zwei Unfällen sind beachtenswert; sie allein genügten auf Grund klinischer Erfahrungen an Riesenzellgeschwülsten zur Ablehnung.

3. Riesenzellgeschwulst des linken unteren Speichenendes. A. Th. 29 Jahre alt, Gutachten (gekürzt).

Wie aus den Akten hervorgeht, erlitt Frl. Th. am 17. VII. 1935 um 8 Uhr dadurch einen Unfall, daß sie mit einem Eimer Milch in der Hand auf der Viehweide ausrutschte, zu Fall kam und sich eine Stauchung des linken Handgelenkes zuzog. Sie hat die Arbeit sofort eingestellt, und ist vom 19. VII. 1935, also 2 Tage nach dem Unfall, bis zum 23. VIII. 1935, von Dr. *K.* mit Lichtbädern und Massage behandelt worden. Sie hat den Unfall am 19. VII. 1935 gemeldet. Frl. Th. gibt an, unmittelbar nach dem Unfall sei die Gegend des vorher gesunden Handgelenkes angeschwollen, und sie habe ziemlich erhebliche Schmerzen gehabt. Die Schwellung sei nach ungefähr 14 Tagen fast ganz zurückgegangen und fast gleichzeitig hätten die Schmerzen nachgelassen. Bei schwerer Arbeit seien jedoch später die Schmerzen wieder aufgetreten.

Am 20. XI. 1936 um 15 Uhr erlitt Frl. Th. einen erneuten Unfall, als sie beim Holzaufladen stolperte und wiederum auf das linke Handgelenk fiel. Die Arbeit hat sie sogleich eingestellt. Sie kam am nächsten Tage in ärztliche Behandlung, die bis zum 23. XII. 1936 dauerte. Diesen Unfall hat sie der Berufsgenossenschaft am 21. XI. 1936 gemeldet. Bei der am 21. XI. 1936 angefertigten Röntgenaufnahme stellte Dr. *K.* eine Knochencyste in der linken Speiche fest. Wie Frl. Th. mitteilt, habe sich anschließend an diesen Unfall eine sehr starke Schwellung der linken Hand, der Finger und des Unterarmes entwickelt, so daß sie die Hand und die Finger kaum habe bewegen können. Außerdem habe eine sehr starke Schmerzhaftigkeit bestanden. Nach etwa 2—3 Wochen sei die Schwellung fast ganz wieder zurückgegangen, ebenso die Schmerzhaftigkeit. Auch sei die Bewegungsfähigkeit der linken Hand und der Finger gleichzeitig allmählich zurückgekehrt. Bei schwereren Arbeiten seien jedoch später wieder Schmerzen aufgetreten, so daß sie nur leichtere Arbeiten habe verrichten können. Bis jetzt sei in diesem Zustand keine Besserung eingetreten.

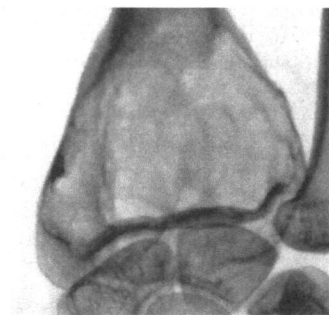

Abb. 9. Riesenzellgeschwulst des Radius. A. Th., 29jähr. ♀. Gutachten 3, s. S. 32. Unfall am 17. VII. 1935. Röntgenbild 18. V. 1938.

Aus der Beurteilung: Nach dem klinischen und röntgenologischen Befund handelt es sich bei dem jetzigen Leiden des Frl. Th. um eine Riesenzellgeschwulst der Speiche (Abb. 9), für die man bisher in der Schrifttum eine Reihe von Bezeichnungen wie „Ostitis fibrosa localisata, brauner Tumor, Knochengranulom" u. a. hatte. Der Calciumspiegel des Blutes wurde bei der Pat. von der Regel nicht abweichend gefunden, so daß man die Systemerkrankung Ostitis fibrosa generalisata mit genügender Sicherheit ausschließen kann.

Nach neueren Anschauungen ist eine Riesenzellgeschwulst in der Regel nicht auf äußere Gewalteinwirkung zurückzuführen, sondern sie stellt ein Leiden dar, welches gewöhnlich aus innerer Ursache von selbst entsteht. Die vor etwa 18 Jahren zuerst hervorgetretene Ansicht, daß ein solches Krankheitsbild durch eine Blutung im Knochenmark infolge äußerer Einwirkung entsteht, hat wahrscheinlich Dr. *K.* in seiner gutachtlichen Äußerung vom 30. X. 1937 veranlaßt, einen ursächlichen Zusammenhang zwischen dem Unfall von Frl. Th. am 17. VII. 1935 mit dem jetzigen Leiden für wahrscheinlich zu halten. Demgegenüber nimmt man heutzutage an, daß die Blutung ins Knochenmark meistens auf einer bereits vorhandenen Minderwertigkeit des Gewebes beruht und aus sich heraus erfolgt. Schon vor mehreren Jahren hat *Lexer* darauf hingewiesen, daß man bei dem doch sehr häufig vorkommenden Stürzen und Stößen gegen den Knochen doch recht selten jenes Krankheitsbild findet, wie es hier bei Frl. Th. vorliegt. Er kam daher schon sehr früh zu der Auffassung, daß eine äußere Einwirkung nicht ein solches Leiden hervorrufen könne. Bei dem heutigen Standpunkt der ärztlichen Wissenschaft wird in der Regel die Entstehung einer Riesenzellgeschwulst auf Grund eines Unfalles abgelehnt.

Frl. Th. erlitt nun ihren zweiten Unfall am 20. XI. 1936; die schon am folgenden Tage angefertigte Röntgenaufnahme zeigt schon das ausgeprägte Bild einer Riesenzellgeschwulst, welche sich unmöglich in einem Tage entwickelt haben kann, und daher auch nicht Folge dieses 2. Unfalles sein kann.

Der erste Unfall vom 17. VII. 1935 kommt darum nicht mit genügender Wahrscheinlichkeit als Ursache des jetzigen Leidens in Frage, weil, abgesehen vom vorher Gesagten, der Unfall so geringfügig war, daß der behandelnde Arzt nicht einmal die Anfertigung eines Röntgenbildes für notwendig hielt, und weil die durch die Verletzung zutage getretenen Erscheinungen nach 14 Tagen fast völlig wieder zurückgegangen waren. Es ist sehr wahrscheinlich, daß das jetzige Leiden in seinen Anfängen schon vor dem ersten Unfall bestanden hat, und im Anschluß an die Röntgenaufnahme nach dem zweiten Unfall zufällig gefunden wurde, da eine Riesenzellgeschwulst sich anfangs nicht durch irgendwelche Erscheinungen bemerkbar zu machen pflegt.

In Übereinstimmung mit dem Gutachten des Dr. *P.* und im Gegensatz zur gutachtlichen Äußerung des Dr. *K.* vom 30. X. 1937 lehne ich einen ursächlichen Zusammenhang des jetzigen Leidens von Frl. Th mit den beiden Unfällen vom 17. VII. 1935 und vom 20. XI. 1936 ab.

Hier ist von erheblichem Interesse, daß gleich nach dem ersten angegebenen Unfall, der ohne weiteres einen Knochenschaden hervorrufen konnte, kein Röntgenbild gemacht ist. Ein solches hätte die Streitfrage von vornherein bedenkenlos und schneller entscheiden lassen.

4. Riesenzellgeschwulst der dritten Rippe links. H. B., 55 Jahre alt, Gutachten (gekürzt).

Vorgeschichte: Als Kind und in der Jugend immer gesund gewesen, keine besondere Erkrankung, 4 Jahre im Weltkriege. Am 4. VI. 1937 erlitt B. dadurch einen Betriebsunfall, daß der Holzkarre, auf der er saß, mit ihm zusammen umkippte und auf ihn zu liegen kam. Im selben Augenblick verspürte er gewaltige Schmerzen in der linken Brustseite. Seine Söhne befreiten ihn sofort aus seiner Lage, der hinzugerufene Arzt brachte ihn im Auto nach Hause. Er stellte Rippenbrüche fest. Blut hat Pat. nicht gespuckt. Zuerst lag er 3 Wochen dauernd im Bett, dann stand er allmählich wieder auf. Die Schmerzen in der linken Brustseite ließen nach, sind aber noch heute vorhanden.

Aus der Beurteilung: Herr B. gibt eine Reihe von Beschwerden von seiten der Atmungsorgane an, die nach dem Unfall vom 4. VI. 1937 aufgetreten sein sollen. Schon eine im August, also wenige Wochen nach dem Unfall, vorgenommene Röntgenuntersuchung des Brustkorbs ergab einen auffälligen Befund an der 3. linken Rippe, der nicht gedeutet werden konnte und, in seiner Größe und Ausdehnung dem jetzigen Röntgenbild (Abb. 10) entspricht. Weder klinisch, noch nach dem Röntgenbild ist es möglich, mit Sicherheit die Natur dieser Knochenerkrankung zu bestimmen. Am wahrscheinlichsten ist aber eine Riesenzellgeschwulst. Eine Echinokokkenerkrankung ist nach dem negativen Ausfall der entsprechenden Komplementreaktion unwahrscheinlich. Ein verkalktes Hämatom kommt nicht in Betracht, da die Rippe selbst in ihrer ganzen Ausdehnung cystisch aufgetrieben ist und die Geschwulst nicht etwa außerhalb des Knochens liegt. Bemerkenswerterweise sind auch am ganzen Brustkorb nirgends Frakturfolgen nachweisbar.

Es kann mit völliger Sicherheit ein ursächlicher Zusammenhang der Knochengeschwulst mit dem Unfall abgelehnt werden. Neben der anatomischen Besonderheit spricht auch die Kürze der seit dem Unfall verstrichenen Zeit — es handelte sich nur um einige Wochen — gegen eine traumatische Entstehungsursache der Knochenerkrankung.

An den anderen Organen hat die Untersuchung keinerlei krankhafte Veränderungen, insbesondere keine Unfallfolgen ergeben.

Zusammenfassend muß also das Urteil dahin abgegeben werden, daß bei B. erwerbsmindernde Unfallfolgen nicht vorliegen.

Im vorliegenden Fall müßte man bei einer etwaigen Berufung des Klägers auf eine feingewebliche Klärung der Rippengeschwulst drängen.

5. Große Knochencyste der Beckenschaufel. H. M., 34 Jahre alt. Kein Gutachten. Klinische Beobachtung.

Vorgeschichte: Am 2. II. 1938 beim Transport von Waschkesseln in der Fabrik rutschte der Patient aus und fiel auf die linke Gesäßseite. Die Schmerzen in der Hüfte und im Becken waren aber nicht wesentlich. Nach 4 Tagen wurden die Beschwerden so stark, daß er einen Arzt in Anspruch nehmen mußte. Dieser ließ Röntgenaufnahmen anfertigen, welche eine cystische

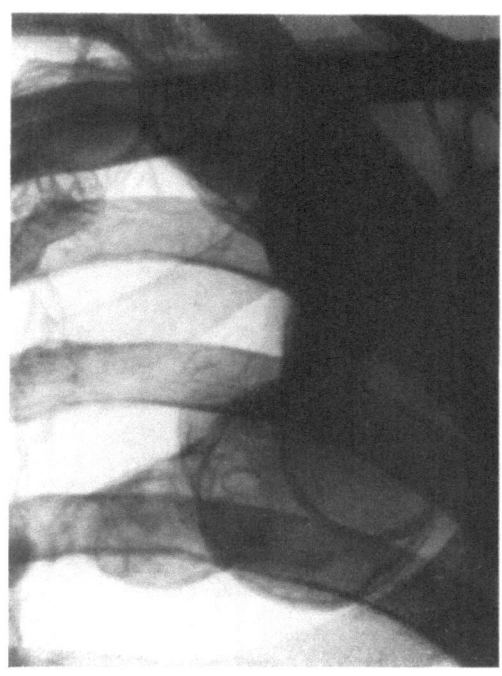

Abb. 10. Riesenzellgeschwulst einer Rippe. H. B., 55jähr. ♂. Gutachten 4, s. S. 34.

Knochenveränderung der Beckenschaufel ergaben, und wies ihn in stationäre Behandlung eines Hospitals ein. Nach 18 Tagen arbeitsunfähig auf eigenen Wunsch entlassen, da er keine Schmerzen mehr hatte. Am nächsten Tage während der Arbeit stellten sich dann die Schmerzen wieder ein. M. wurde zur Klärung der Diagnose am 28. III. 1938 in die Klinik geschickt.

Allgemeinbefund o. B. Äußerlich keine Besonderheiten. Im Röntgenbild Beckenschaufelcyste mit Spontanfraktur (Abb. 11). Wirbelsäule und Hüftgelenke frei beweglich. Blutbild o. B. Ca-Spiegel 7,8 mg%. Echinantigenreaktion negativ. Operation (*Hellner*): Retroperitoneale Freilegung der Beckenschaufel und Eröffnung und Auskratzung der von einer klaren Flüssigkeit angefüllten mehrkammerigen Cyste.

Histologischer Befund: Cyste mit fibröser Wand ohne Riesenzellgewebe. In der Nachbarschaft kein vermehrter Knochenabbau erkennbar.

Es handelt sich also um eine mehrkammerige Cyste der Beckenschaufel. Die Veränderungen wurden sofort nach dem Unfall gesehen. Eine ursächliche Entstehung ist abzulehnen. Der Unfall ist vom Patienten gemeldet worden und als Ursache der Cyste angesprochen.

Eine Verschlimmerung durch den Unfall kommt nicht in Frage, da es sich bei dieser Cyste um eine alte, abgelaufene, mehrere Jahre zur Entwicklung brauchende Veränderung handelt, deren Vergrößerung seit dem Unfall durch glücklicherweise sofort angefertigte Röntgenbilder und röntgenologische Beobachtung des weiteren Verlaufes ausgeschlossen werden konnte. Wäre hier kein Röntgenbild kurz nach dem Unfall gemacht worden, so würde man auf erhebliche Schwierigkeiten bei der Beurteilung gestoßen sein. Aber auch dann hätte man sagen müssen, daß sich eine derartig große mehrkammerige Cyste nicht in 2 Monaten entwickeln kann. Der Fall ist also gerade bezüglich der Zeitverhältnisse sehr lehrreich.

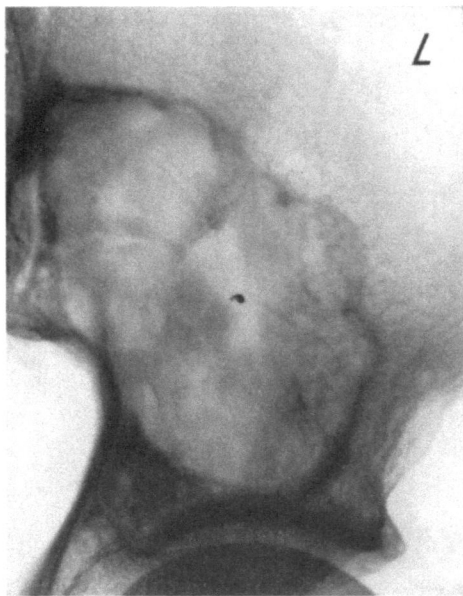

Abb. 11. Große Beckenschaufelcyste mit Spontanfraktur. H. M., 34jähr. ♂. Fall 5, s. S. 35. Unfall am 2. II. 1938. Röntgenbild am 30. III. 1938.

Die Bruchlinie ist als Spontanfraktur in einem vorgeschritten veränderten Gebiet aufzufassen. Die Spontanfraktur kann eine Folge des Unfalles sein, ist aber ursächlich für die Entstehung der Cyste ohne weiteres abzulehnen. Eine unfallbedingte Verschlimmerung kann in ihr nicht erblickt werden, da sie gegenüber dem Grundleiden belanglos ist. Man könnte die Spontanfraktur sogar als etwas für das vorliegende Leiden Günstiges und Heilförderndes ansehen, da Heilung von Cysten nach einer solchen durch Herabsetzung des Druckes im Inneren möglich ist.

6. Beckenschaufelcyste. H. W., 36 Jahre alt. Kein Gutachten. Klinische Beobachtung.

Am 29. V. 1936 beim „Heben von Telegraphenmasten" plötzlich starke Schmerzen im Rücken, „als wenn etwas gerissen wäre". Seit dieser Zeit bei schwerem Heben und beim Arbeiten in gebückter Stellung mit Hacke und Schippe ziehende Schmerzen in der Kreuzbeingegend, die gelegentlich in die linke Gesäßhälfte ausstrahlen und die ihm das Arbeiten unmöglich machen.

Befund: Guter Allgemeinzustand. Innere Organe o. B. Beim Rumpfbeugen, das nicht eingeschränkt ist, Schmerzen in der Lendenwirbelsäule. Kein Klopf- oder Stauchschmerz im Bereich der Wirbelsäule, besonders nicht am 5. Lendenwirbelkörper. Staphylantigenreaktion: negativ. Echinantigenreaktion: negativ. Röntgenbefund: Cystischer Tumor der linken Darmbeinschaufel (s. Abb. 12). Operation am 19. I. 1938 (*Hellner*): Freilegung der linken Beckenschaufel von hinten; Durchtrennung des Glutäus in der Faserrichtung. Äußerlich keine Veränderungen. Anbohrung an einer der Röntgenlage entsprechenden Stelle, Abmeißelung der Rinde, Freilegung des Markes. Man kommt außen und unten von der freigelegten Markstelle mit dem Löffel in ein Kammersystem. Es entleert sich aus diesem eine grau-weißliche Flüssigkeit. Die Wand der Knochencyste ist mit einer dünnen grauweißen Membran bekleidet. Auslöffelung des Herdes unter weitgehender Abtragung der Rinde. Glatter Heilverlauf. Histologisch: einfache fibröse Cystenwand.

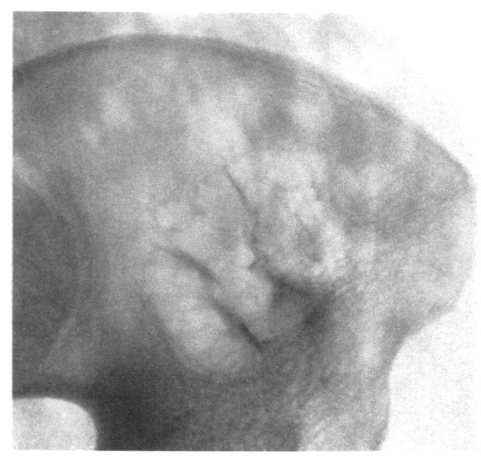

Abb. 12. Beckenschaufelcyste. H. W., 36jähr. ♂. Fall 6, s. S. 36. Unfall am 29. V. 1936. Röntgenbild vom 12. I. 1938.

Die Beobachtung ist das passende Gleichstück zur vorigen; sie entspricht ihr klinisch, röntgenologisch und mikroskopisch völlig. Dadurch, daß der Zufall eine so seltene Erkrankung kurz hintereinander zur Untersuchung kommen ließ, kann mit großer Berechtigung die ursächliche Entstehung auch dieser Beckencyste durch das vom Träger des Leidens angeschuldigte Ereignis verneint werden. Durch Verheben kann keine Beckenschaufelcyste entstehen!

Der folgende Fall (kein Gutachten) ist der dritte, wo unter unseren klinischen Beobachtungen von Riesenzellgeschwülsten vom Kranken anamnestische Angaben über einen Unfall vorliegen. Dieser war im unfallmedizinischen Sinn als unerheblich anzusehen. Es braucht auch hier nicht hervorgehoben zu werden, daß die einfache anamnestische Erwähnung eines „Unfalles" durch den Patienten fast gar keinen Wert hat; die Gründe sind bekannt. Eine sehr interessante Studie darüber hat 1937 *Körbler* verfaßt.

7. Riesenzellgeschwulst des absteigenden Schambeinastes. H. R., 37 Jahre alt.

Anamnese: Nie früher krank gewesen. Kurz vor Weihnachten 1934 bekam die Pat. die ersten Beschwerden. Sie selbst führt diese und die Entwicklung der Geschwulst auf einen Sturz mit dem Rad $1^1/_2$ Jahre vorher zurück. Die Schwel-

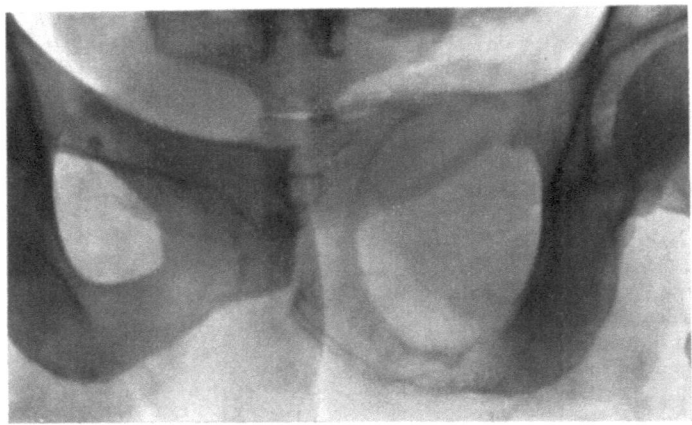

Abb. 13. Riesenzellgeschwulst des absteigenden Schambeinastes. H. R., 37jähr. ♀. Fall 7. Unfall Juni 1933 (?). Röntgenbild 15. VII. 1935.

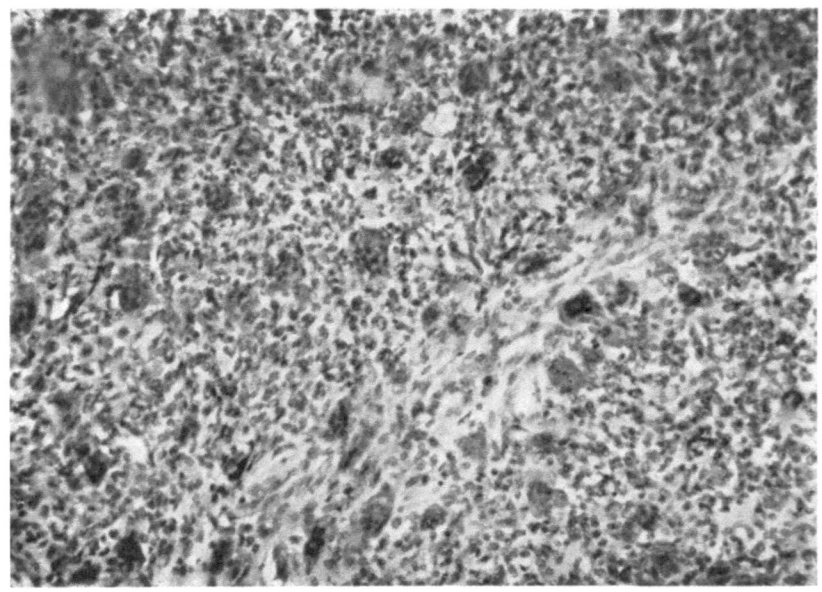

Abb. 14. Zugehörige Probeexcision. Riesenzellgeschwulst.

lung, die sie bemerkte, sei ganz plötzlich in der Leistengegend aufgetreten. Die Pat. ging kurz vor Ostern 1935 das erstemal zum Arzt, da die Schwellung nicht zurückging. Röntgenaufnahme: Feststellung einer Verdickung im Beckenknochen. Vor 14 Tagen nochmalige Röntgenaufnahme. Feststellung, daß die Geschwulst gleichstark geblieben war. Zur Behandlung in die Klinik eingewiesen. (Röntgenaufnahme (Abb. 13). Riesenzellgeschwulst des absteigenden Schambeinastes. Histologisch (Probeexcision): Riesenzellgeschwulst (Abb. 14).

Man muß sich in derartig gelagerten Fällen immer vor Augen halten, daß eine bereits vorhandene Erkrankung des Knochens zu einem funktionellen Versagen führt, was sich im Sinne kleinerer Unfälle auswirkt (Ausrutschen, Stoßen, Verheben, Hinfallen, Stolpern). Die Verwechslung von Ursache und Wirkung kann dem Laien nicht übelgenommen werden.

Schließlich eine vierte zur Begutachtung gekommene Veränderung am Becken im Sinne einer Riesenzellgeschwulst, deren Zusammenhang mit einem Unfall behauptet, aber ebenfalls abgelehnt werden mußte.

8. Riesenzellgeschwulst des Schambeines. P. Sp., 50jähr. Mann. Gutachten (gekürzt).

Sp. soll im August 1936 einen Unfall erlitten haben. Der Unfall wurde verspätet angemeldet (18. I. 1937). Er soll beim Rückwärtsgehen mit einer schweren Schiene gestolpert und hingefallen sein, und die Schiene soll ihn zwischen „Oberschenkel und Unterleib" getroffen haben. Die Arbeit wurde nicht eingestellt. Ein als Zeuge benannter Schachtmeister hat den Unfall nicht bemerkt. Ein weiterer Zeuge hat einen Unfall geschildert, wonach Sp. von dem Ausleger eines Kranes am Bein oder Fuß verletzt sein soll, so daß er von der Baustelle weggehumpelt wäre. Sp. hat jedenfalls weitergearbeitet, und als er wegen Arbeitsmangel entlassen wurde, suchte er am 26. IX. 1936 ärztliche Hilfe auf. Dr. K. stellte die Diagnose: „Muskelzerrung in der Gesäßmuskulatur". Es sollte eine Schmerzhaftigkeit des rechten Sitzbeinhöckers und der umgebenen Weichteile vorhanden gewesen sein. Die Unfallangabe wurde dem Arzt gegenüber so gemacht, wie sie geschildert ist. Später soll die Röntgenaufnahme eine „Ostitis fibrosa" ergeben haben, diese wäre „traumatischen Ursprungs". Am 9. X. 1936 fand Prof. R. im rechten Sitzbein eine Kalkarmut und eine erhebliche Veränderung. Es wurde die Diagnose: Ostitis fibrosa mit Fragezeichen gestellt und eine Röntgenbestrahlung zur Behandlung veranlaßt. Prof. R. schreibt dann am 22. X. 1936, daß es wahrscheinlich wäre, daß in 6—8 Wochen nach dem Sturz das Leiden entstehen könnte. Prof. R. hat dann später noch ein Gutachten erstattet, in dem er ausführt, daß das erkrankte rechte Sitzbein nur von unten und rückwärts her bei einem Unfall betroffen werden konnte, daß die Angaben des Sp. damit in Einklang stünden, daß die sog. Ostitis fibrosa nach Ansicht namhafter Chirurgen häufig infolge eines Unfalles entstünde, und daß das Leiden wahrscheinlich auf diesen Unfall zurückzuführen sei.

Aus der Beurteilung: Am rechten Sitzbein wurde von Prof. R. eine wabigcystische Erkrankung festgestellt, die als Ostitis fibrosa diagnostiziert wurde. Das in den Akten liegende Röntgenbild (Abb. 15) zeigt tatsächlich einen cystischen Aufhellungsprozeß im rechten Sitzbein; er reicht bis zum Sitzhöcker herauf. Diese Knochenveränderung ist mit Wahrscheinlichkeit als Riesenzellgeschwulst (= Ostitis fibrosa vieler Autoren) zu bezeichnen. Sicher kann man es nicht sagen, da auch andere Knochenveränderungen ein sehr ähnliches Röntgenbild machen können. Auf keinen Fall steht jedoch die Erkrankung mit einem Unfall in Zusammenhang, weil alle Bedingungen zur Anerkennung der unfallmäßigen Entstehung einer Knochengeschwulst nicht genügen, denn der Unfall ist nicht erheblich gewesen. Er hat nicht zur Arbeitsunterbrechung geführt; die Krankmeldung ist sehr viel später erfolgt, erst nach einigen Wochen. Es ist weiter außerordentlich fraglich, ob die Stelle der Erkrankung überhaupt von der Eisenstange getroffen ist. Nach dem geschilderten Unfallhergang erscheint es ärztlich sehr fraglich, daß gerade diese Gegend („zwischen Oberschenkel und Unterleib") getroffen ist, und es ist zeitlich undenkbar, daß sich die Veränderungen, wie sie das Röntgenbild vom 9. X. 1936 zeigt, in der Zeit von Mitte August bis zum 9. X. 1936 entwickelt haben kann, zumal sie sicher schon zur Zeit der Krankmeldung am 26. IX. 1936 bestanden hat. Dr. *K.* fand am 26. IX. 1936 eine Druckschmerzhaftigkeit des rechten Sitzbeines, die nicht Unfallfolge, sondern sehr wahrscheinlich Ausdruck der schon

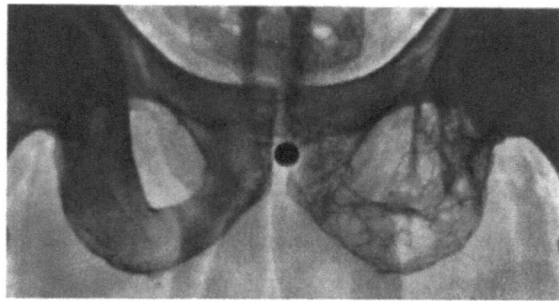

Abb. 15. 50jähr. ♂. Riesenzellgeschwulst des Schambeines. Gutachten 8, S. 39. Unfall August 1936. Röntgenbild vom 9. X. 1936.

bestehenden geschwulstigen Knochenveränderung war. Es ist bekannt, daß derartige Veränderungen sich recht langsam im Röntgenbild entwickeln und auch sehr langsam fortschreiten. Von Mitte August bis zum 26. IX. 1936 können sich nicht die ausgedehnten Veränderungen entwickelt haben, die das Röntgenbild vom 9. X. 1936 zeigt.

Zusammenfassend ergibt sich also in diesem Abschnitt, daß in sämtlichen von der Klinik erstatteten Zusammenhangsgutachten über Riesenzellgeschwulst und Unfall niemals ein Unfall ursächlich anerkannt werden konnte. Bei den klinischen Beobachtungen, deren Zahl sehr viel größer ist, fand sich nur dreimal anamnestisch die Angabe eines Traumas, das aber ursächlich in zwei Fällen mit Bestimmtheit (große Cysten des Beckens) nicht in Frage kam und nur einmal zeitlich in Betracht gezogen werden konnte. Weitere klinische Beobachtungen, wo auf Grund der Anamnese und des Verlaufes ein Unfall ursächlich in Frage kam, fanden sich im eigenen Beobachtungsgut in einem Zeitraum über 12 Jahre nicht.

Bei einer Reihe von Riesenzellgeschwülsten im Schrifttum, wo ein ursächlicher Zusammenhang vom Autor angenommen wird, ist die Frage berechtigt, ob es sich überhaupt um eine Riesenzellengeschwulst gehandelt hat (z. B. ungewöhnlicher Diaphysensitz, nichtpassendes Röntgenbild usw.). Der Fall von Heim (1938), in dem eine Riesenzellgeschwulst des Schädeldaches mit Durchbruch in die Flügelgaumengrube ursächlich auf eine Contrecoup-Wirkung beim Fußballspiel bezogen wurde, erscheint mir nicht als Unfallfolge bewiesen, abgesehen davon, daß über die zeitlichen Entwicklungsverhältnisse nichts mitgeteilt wird.

Riesenzellgewebe als Abbaugewebe, das reaktiv bei den verschiedenartigsten Knochenveränderungen auftritt [Pseudoarthrosen, Rachitis, Osteomalacie, Frakturen (*Konjetzny, Looser*)**], sind von der Riesenzellengeschwulst sui generis mit meist bestimmtem klinischen Verlauf, typischem Sitz, charakteristischem Röntgenbild zu unterscheiden.**

Anhang.
Ostitis deformans.

Die Ostitis deformans ist als Sonderform einer chronischen unspezifischen Ostitis bzw. Osteomyelitis aufzufassen, bei der eine Entgleisung der Epithelkörperchenfunktion und eine Ca-Stoffwechselstörung keine Rolle spielt. Auf dem Boden der Ostitis deformans entstehen häufiger Sarkome, bei der Ostitis fibrosa generalisata *Recklinghausen* sind solche Beobachtungen nicht bekannt geworden. **Eine Beziehung zur Ostitis fibrosa, mit der die Ostitis deformans früher als wesensgleich aufgefaßt wurde, besteht nicht.**

Auch bei dieser Erkrankung kommt ein konstitutioneller Faktor in Frage, der durch familiär gehäuftes Auftreten (Aschner, Engelmann, Hanke) nahegelegt wird. Es handelt sich um eine chronische Knochenerkrankung, die Jahre zu ihrer Entwicklung braucht und einen jahrzehntelangen Verlauf hat. Sie beginnt mit uncharakteristischem Vorstadium als „Rheumatismus", dem dann die Verdickung und Verkrümmung von Röhrenknochen und eine Zunahme des Schädeldaches (größer werdende Hutnummer) folgt. Die Dickenzunahme des Knochens geht aber mit einer Abnahme des Gewichtes und einem Nachlassen der mechanischen und statischen Widerstandsfähigkeit einher. **Spontanfrakturen sind daher gar nicht selten und sie sind unfallmedizinisch als ursächlich für das Leiden abzulehnen.**

Über ein ungewöhnlich lehrreiches Gutachten über eine *Paget*sche Knochenerkrankung, die unter der Diagnose „Ostitis fibrosa" als Unfallfolge fälschlich anerkannt ist, hat *F. Schnek* berichtet.

Schnek: Ein 59 jähr. Mann zieht sich eine Weichteilverletzung der rechten Hand und eine Zerrung des rechten Oberarmes zu, beide bei ambulatorischer Behandlung in 3 Monaten geheilt. Wegen andauernder unerklärlicher Beschwerden im rechten Schultergelenk wird nach 6 Monaten (!) ein Röntgenbild angefertigt, das eine Knochenveränderung ergibt, welche als Ostitis fibrosa angesprochen wird. Diese Diagnose wird in der Folge durch verschiedene Einzelbegutachter und Begutachtungskommissionen bestätigt, und dabei wird auch festgestellt, daß es sich um eine unmittelbare Unfallfolge nach der obenerwähnten Handverletzung und Oberarmdistorsion handelt, und zwar mit der Begründung, daß vor der Röntgenuntersuchung trotz genauester klinischer Untersuchung keine Knochenveränderung nachgewiesen worden wäre. Auf Grund dieser Entscheidung wurde Pat. mit 50% Erwerbsminderung dauernd entschädigt. 5 Jahre später wurde gelegentlich einer Nachuntersuchung festgestellt, daß es sich nach dem Röntgenbild nicht um eine Ostitis fibrosa, sondern um eine Ostitis deformans Paget handelte. Genau die gleichen typischen Veränderungen wie rechts fanden sich röntgenologisch aber auch am linken, bisher angeblich gesunden Oberarm sowie besonders an der Prädilektionsstelle der *Paget*schen Erkrankung, nämlich am Becken und Kreuzbein. Es handelte sich also um eine offensichtliche Fehlbegutachtung. Aus der Tatsache, daß bei der ersten Röntgenaufnahme des rechten Oberarmes, 4 Monate nach der Verletzung, nahezu der gleiche Befund am Knochen erhoben werden konnte wie 5 Jahre nach dem Unfall, wird mit Recht geschlossen, daß es sich nicht um eine Unfallfolge handelt, sondern um eine alte idiopathische Knochenerkrankung, die durch eine beim Unfall entstandene, an sich bedeutungslose Distorsion der Schulter manifest geworden ist. Unverständlicherweise wurde von der Berufsgenossenschaft die 50proz. Rente belassen, obwohl sie mit dem Gutachten des Unfallkrankenhauses übereinstimmte.

Auf die geläufigen Gutachtenfehler wird von *Schnek* hingewiesen: zu späte Abgabe eines gefärbten Erstbefundes durch den erstbehandelnden Arzt; viel zu späte Röntgenaufnahme; Eintreten des Arztes für den Verletzten in ganz unberechtigt polemisierender Weise; Nichterkennung der Aggravation des Patienten; suggestive Beeinflussung der Ärzte und Gutachter durch den Pat.; Abgabe von sachlich völlig falschen „Privatgutachten", die vom Verletzten auf seine Kosten eingeholt werden, obwohl ein maßgebendes Gutachten einer großen Begutachtungsstation vorlag.

Für die röntgenologische Frühdiagnose der *Paget*schen Ostitis deformans ist die „Osteoporosis circumscripta cranii" (*Schüller*) sehr wichtig geworden. Ein im Röntgenbild erkennbares kalkarmes Umbaufeld im Bereich der Stirn- und Scheitelbeine, welches nach den mikroskopischen Untersuchungen von *Erdheim* bereits typischer Paget-Knochen ist, geht in das kennzeichnende röntgenologische Paget-Bild, ein plump aufgetriebenes, aber aufgelockertes und von dichten, flockigen Herden durchsetztes Schädeldach über.

Dieses Frühzeichen der Ostitis deformans ist unfallmedizinisch beachtlich.

Beginnende Ostitis deformans des Schädeldaches. G. T., 54 Jahre alt. Gutachten (gekürzt).

Vorgeschichte: T. soll durch Kopfschuß im Jahre 1915 verwundet worden sein. In den Akten vorhandene Krankenblätter geben nur im Jahre 1916 einen Brustschuß an. Nach dem Kriege machte T. die Angabe, daß er beim Vormarsch in Belgien durch einen Granatsplitter am Kopf verletzt wurde. T. wurde von Prof. *R.* untersucht. Dieser stellte die Diagnose auf eine Hirngeschwulst, weil er im Röntgenbild Knochenveränderungen fand. Diese Knochenveränderungen faßte er als eine wahrscheinlich von Gefäßen ausgehende Geschwulst (Hämangiom?) auf.

Röntgenbefunde (Abb. 16, 17): Schädel, räumlich, Stirn aufliegend: Man sieht links und rechts von der Mittellinie im Bereich des Stirn- und Scheitelbeines, also vor und hinter der Kranznaht, eine überhandtellergroße, etwas

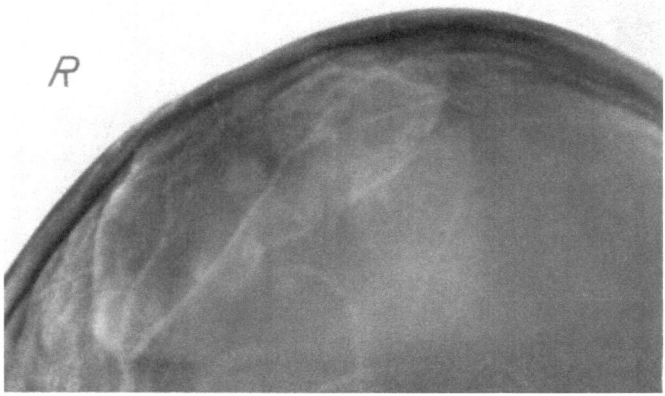

Abb. 16. Ostitis deformans. Osteoporosis circumscripta cranii. G. T., 54jähr. ♂. Kopfschuß 1915. Röntgenbild 1. VI. 1938.

wellig begrenzte, deutliche Aufhellung im Gebiet des Knochens. Die Randzone ist leicht verdichtet. Die Zeichnung im aufgehellten Gebiet macht einen ziemlich regelmäßigen Eindruck, nur ist der Kalkgehalt hochgradig herabgesetzt. Schädel, räumlich, links aufliegend: Hier erkennt man deutlich die regelmäßige, starke Aufhellung des Schädels im hinteren oberen Stirn- und Scheitelbeinbereich. Die Begrenzung der Aufhellung ist ungleichmäßig wellig und es findet sich kein Durchbruch nach außen. Knochenspießbildung außen oder innen fehlt (Abb. 16). Lendenwirbelsäule von vorn: o. B. Rechte Schulter und rechter Oberarm: o. B. Beckenübersicht: Es findet sich eine ganz deutliche Verdichtung der Knochenstruktur an der rechten Beckenschaufel, besonders auch in der Umgebung der rechten Kreuzfuge und im rechten Oberschenkelkopf (Abb. 17). Die Knochenstruktur nimmt in der rechten Beckenschaufel eine grobsträhnige Beschaffenheit an. Am rechten Schambein besteht ebenfalls eine leichte Verdichtung.

Aus der Beurteilung: Die Knochenveränderungen am Schädel des T. sind mit an Sicherheit grenzender Wahrscheinlichkeit nicht Ausdruck einer Hirngeschwulst, weil sie nicht wie bei dieser örtlich umschrieben sind, sondern weil sie sich auf beide Seiten der Schädelkalotte, links und rechts von der Mittellinie im

Bereich des Stirn- und beider Scheitelbeine erstrecken. Ein Hämangiom des Schädeldaches sieht anders aus. Vielleicht ist von Prof. *R.*, der „Hämangiom" schreibt, ein Meningiom gemeint, da dieses auch eine sehr blutgefäßreiche Geschwulst ist. Ein Meningiom von dieser Größe müßte aber zu schweren Hirndruckerscheinungen geführt haben und müßte schon aus dem Schädel herausgewachsen sein. Die vorliegenden Knochenveränderungen sind für eine Osteoporosis circumscripta cranii (*Schüller, Weiss*) charakteristisch. Es handelt sich dabei um eine Aufhellung, die bei einer Ostitis deformans Paget im Beginn der Erkrankung vorkommt. Hierfür spricht auch die streifige Verdichtung des Knochengefüges mit

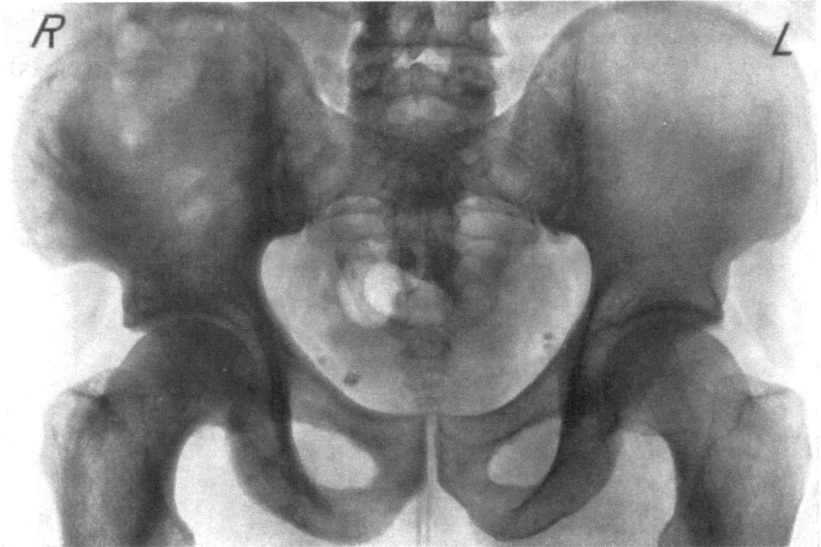

Abb. 17. Zugehöriges Beckenbild. Grobsträhniger Umbau der rechten Beckenschaufel mit Sklerosierung.

Knochenumbau am Becken. Solche Schädelveränderungen gehen oft einer ausgesprochenen und röntgenologisch allgemein bekannten *Paget*schen Knochenerkrankung jahrelang voraus. Mit dem angegebenen Kopfschuß hat die beschriebene Knochenveränderung ursächlich nichts zu tun. Eine *Paget*sche Erkrankung ist eine Systemerkrankung des Skelets, was auch bei T. schon aus dem Befallensein des Beckens hervorgeht.

Myelome.

Soweit Knochengewächse Systemerkrankungen Blutzellen bereitender Gewebe sind (Myelome, leukämische Knochenerkrankungen, Chlorome, Lymphogranulome), schaltet ein Unfall als „wichtigste und wesentlich mitwirkende" Bedingung des Krankheitsgeschehens wohl ohne weiteres aus. Die Frage, ob diese an sich zum Tode führenden Leiden durch einen Unfall wesentlich verschlimmert sind, ist dahin zu beantworten, daß eine Verschlimmerung nur bei bedeutender Beschleunigung des Todes anzunehmen ist. Die Leidenszeit der genannten Erkrankungen läßt sich selbstverständlich nur anhaltsweise, aber doch immerhin für den praktischen Zweck genügend schätzen. Wir wissen z. B., daß Myelomkranke im allgemeinen kaum länger als 2 Jahre leben, und brauchen Beobachtungszeiten von über 5—8 Jahren allein auf Grund der vorliegenden klinischen Feststellungen nur als Ausnahmen zu werten. Man kann auch auf Grund vorliegender Röntgenbilder abschätzen, ob die Ausbreitung wesentlich schneller als bei sonst üblichem Verlauf erfolgt[1].

Beim Myelom spielen in unfallmedizinischer Hinsicht Spontanfrakturen die Hauptrolle, die unbedingt erkannt werden müssen. Ein Unfall als Ursache ist abzulehnen.

1. Spontanfraktur bei Myelom. 53jähr. Frau. Kein Gutachten.

1. V. 1925 beim Melken von einer Kuh geschlagen.

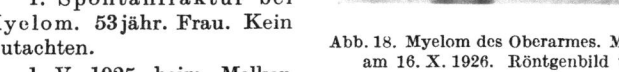

Abb. 18. Myelom des Oberarmes. M. K., 54jähr. ♀. Unfall am 16. X. 1926. Röntgenbild vom 24. III. 1927.

Gleich nach dem Unfall zum Arzt. Feststellung eines Oberarmbruches. Am 10. VI. 1925 Refraktur. Arztbericht: „Jetzt wurde ich mißtrauisch, ob nicht eine Knochenerkrankung vorläge." Als Ostitis fibrosa am 1. VII. 1925 eingewiesen. Befund: Linker Arm geschwollen. Spontanfraktur im oberen Drittel. Röntgenbefund: 1. VII. 1925. Im unteren Teil des linken Oberarmschaftes feste Bruchstelle. Im ganzen Schaft kreisrunde Aufhellungen. Im oberen Drittel Spontanfraktur.

5. VII. 1925: Rückenschmerzen im Bereich des linken Schulterblattes. Röntgen: In den Rippen, im Schlüsselbein, im Akromion Herde. In der rechten Elle und rechten Speiche Herde, dasselbe links. Bence Jones: negativ. Am 13. VII. 1925 Kalkarmut der Wirbelsäule und des Beckengürtels, keine Einzelherde. P. E. aus dem linken Humeruskopf. 19. VII. 1925: Plasmocelluläres Myelom. 1 Monat später gestorben.

---

[1] Vgl. *Makowsky*, Mschr. Unfallheilk. **45**, 481 (1938).

3. Multiple Myelome mit Oberarmspontanfraktur. 54jähr. Frau.

Winter 1925 im rechten Arm ziehende Schmerzen, Rheuma. Am 16. X. 1926 leichter Sturz. Fraktur des rechten Oberarmes. Streckverband. Man bemerkte eine Geschwulst an der Brust. Januar 1927 Umfangszunahme des rechten Oberarmes. Im linken Oberarm ebenfalls Schmerzen. Im Februar 1927 auch Schmerzen im linken Oberschenkel. Aufnahme: 24. III. 1927. Myelome im mittleren Drittel des rechten Oberarmes (Abb. 18), Herd 12 cm lang. Bence Jones: positiv. Behandlung: Röntgenbestrahlung. Im April 1927 Herd im linken Oberschenkel festgestellt. Doppeltsehen auf dem rechten Auge. 27. IV. 1927: Zerstörung des Türkensattels. 6. V. 1927: Tod. Sektion: Spontanfrakturen in beiden Oberarmen. Am Türkensattel Myelom, das den Boden des Türkensattels und das Siebbein zerstört hat. Hypophyse: o. B. Myelome in beiden Oberarmen, Oberschenkeln und den Rippen.

Der leichte Sturz am 16. X. 1926 war als landwirtschaftlicher Unfall gemeldet. Entstehung und Verschlimmerung des Leidens durch Unfall waren abzulehnen.

Chordom.

Das Chordom leitet sich aus einer embryonalen ektodermalen Chordaanlage ab. Chordareste am Clivus und in den Wirbelkörpern stellen die Geschwulstkeimanlage dar.

Es gibt sowohl bei den Schädel- als bei den Wirbelchordomen eine bösartige Abart. In dem folgenden Fall eines sacrococcygealen Chordoms wurde von den Eltern ein Unfallzusammenhang behauptet. Nach Belehrung sahen die Eltern von einer gerichtlichen Entscheidung ab.

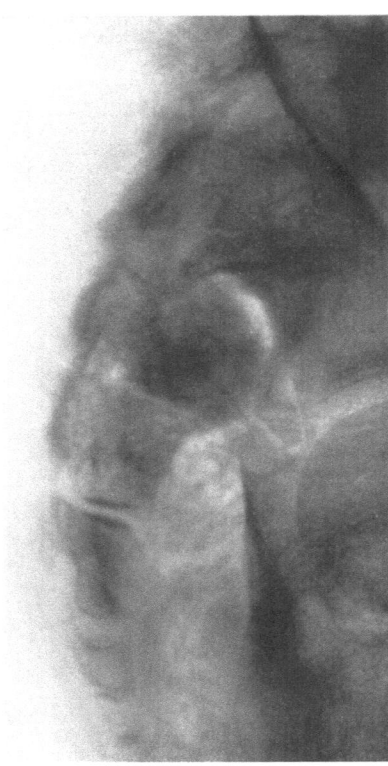

Abb. 19. Malignes Chordom des Kreuzbeines. A. D. 13jähr., ♂. Unfall 4. VII. 1934. Röntgenbild 12. XI. 1934.

Malignes Chordom des Kreuzbeins. A. D., 13jähr. Knabe. Kein Gutachten.

Der Knabe war bisher gesund. Am 4. VII. 1934 Fall auf die rechte Seite beim Fußballspiel. Hat weitergespielt. Nach 14 Tagen Schmerzen im rechten Bein. Das Gehen fiel ihm schwer. Seit Ende Juli 1934 bettlägerig. Beschwerden beim Wasserlassen. Zunehmende Nervenkompressionserscheinungen. Lähmung von Blase und Mastdarm.

Aufnahme 12. XI. 1934. Malignes Chordom des Kreuzbeins (s. Röntgenbild, Abb. 19), bewiesen durch Probeexcision (Abb. 20). Komplette Lähmung beider Beine und von Blase und Mastdarm. Tod am 2. II. 1935.

Es handelt sich um ein auf einer unzweifelhaft angeborenen Geschwulstanlage (Chordagewebe) beruhendes bösartiges Gewächs des Kreuzbeins, ein Chordom. Die Zeitverhältnisse

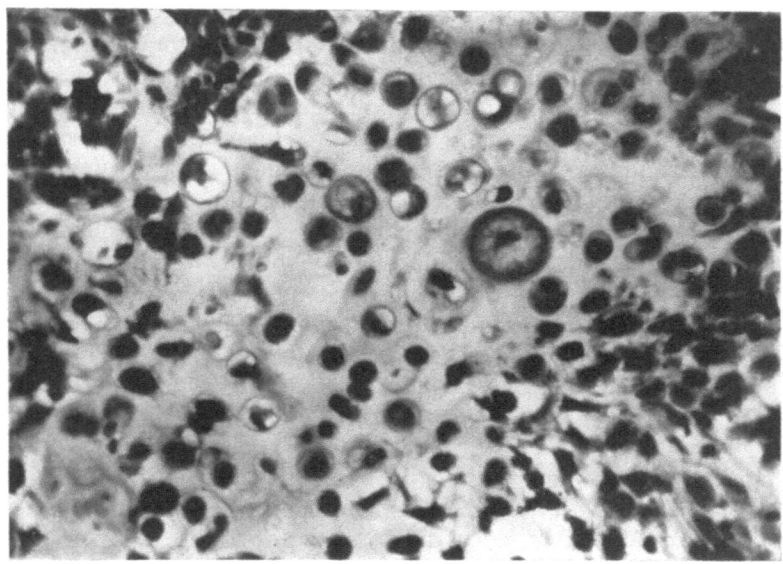

Abb. 20. Zugehöriges mikroskopisches Bild. Chordom.

erlauben im vorliegenden Fall in einwandfreier Weise, anzunehmen, daß das Gewächs bereits Anfang Juli 1934 vorhanden war. Der Knabe war schon seit Ende Juli bettlägerig, mußte also bereits eine das Kreuzbein überschreitende Geschwulst haben. Eine Blasenlähmung bestand nach ärztlichem Bericht schon 5 Wochen nach dem ursächlich angeschuldigten Unfall. Dieser war sicher nicht erheblich, da der Knabe weitergespielt hat. Er ist außerdem auf die Seite gefallen, und das Kreuzbein konnte gar nicht wesentlich gestaucht worden sein. An einer derartigen klinischen Beobachtung kann man also infolge günstiger Übersicht und klinischer Klärung für die Gutachtenpraxis nur lernen. Es wäre gut, wenn in ähnlich gelagerten Fällen überflüssige Gutachten durch Belehrung der Angehörigen von vornherein unterbunden würden.

Ewingsarkome.

Das Ewing-Sarkom ist nach seinem feingeweblichen Bau als Reticulosarkom des Knochenmarkes aufzufassen. Es befällt in der Hauptsache die metaphysennahen Diaphysenabschnitte langer Röhrenknochen und platte Knochen. Es handelt sich um eine bevorzugte Erkrankung des Kindesalters. Die klinischen Hauptzeichen, Schmerzen im Beginn, schmerzfreies Intervall, Weichteilschwellung, Fieber, das jugendliche Alter und das im Beginn nicht sicher deutbare Röntgenbild führen zu einer vorzugsweisen Verwechslung mit einer subakuten Osteomyelitis. Aus diesem Grunde ist die Erkrankung auch von unfallmedizinischer Bedeutung. Von einigen amerikanischen Autoren ist eine ursächliche Beziehung zu Traumen auf Grund anamnestischer Angaben der Kinder oder ihrer Eltern vermutet oder behauptet worden, wobei sehr wahrscheinlich auch die von vielen Ärzten noch angenommene ursächliche Beziehung Osteomyelitis und Unfall eine Rolle spielen mag. Ich habe das eigene klinische Beobachtungsgut sämtlicher in der Klinik beobachteter Ewing-Sarkome noch einmal daraufhin gesichtet, ob in der Anamnese eine Beziehung zu Trauma behauptet wird oder ob ein solches vorhanden war, und habe keinen einzigen dementsprechenden Fall gefunden.

Metastasen im Skelet.

Knochenablegergewächse sind bei Menschen über 40 Jahren häufiger als Erstgewächse, worauf man immer wieder hinweisen muß. Denn es besteht noch die ausgesprochene Neigung, im Erwachsenen- und Greisenalter Primärtumoren anzunehmen. Krebsmetastasen im Knochen sind sehr häufig, und je mehr man seine Aufmerksamkeit darauf richtet, um so mehr entdeckt man sie. Besonders Mamma-, Prostata-, Thyreoidea-, Bronchialcarcinome, Magenkrebse und Hypernephrome führen gern zu Metastasen im Knochen. Das Erstgewächs wird sehr oft bei Lebzeiten, sogar bei ausgesprochener Fahndung, nicht gefunden. Die verkannte Spontanfraktur im Gebiet einer Carcinommetastase spielt in der Unfallmedizin eine keineswegs geringe Rolle. Verhängnisvoll ist immer die zu späte Röntgenaufnahme. Geringfügigkeit des Traumas („Vom Schafbock gestoßen", „Auf der Diele ausgerutscht", „Beim Aufladen zusammengebrochen"), mittleres oder höheres Alter des Patienten, atypische Fraktur, womöglich an einem selten von traumatischen Frakturen betroffenen Knochen oder an ungewöhnlicher Stelle eines Knochens müssen den Verdacht auf eine Spontanfraktur wecken. Die Schenkelhalsfraktur der älteren Frau sollte nach ihrer klinischen Feststellung sofort dazu veranlassen, auch die Brustdrüse zu untersuchen. Die klinische Untersuchung muß überhaupt dann sehr eingehend und sorgfältig durchgeführt werden.

Im Röntgenbild ist aber die Spontanfraktur nicht immer leicht und ohne weiteres als solche zu erkennen. Auch dem Geübteren kann es einmal geschehen, daß er bei alleiniger Betrachtung des Röntgenbildes eine Spontanfraktur infolge Geschwulstmetastase übersieht. Ausdrücklich muß darauf hingewiesen werden, daß Carcinommetastasen im Knochen callös heilen und fest werden können, und zwar auch ohne Bestrahlung. Es ist also kein Beweis, wenn im Röntgenbild einige Wochen nach einer vermeintlichen traumatischen Fraktur Callus zu sehen ist, daß es sich wirklich um eine solche gehandelt hat. Sehr gute Beispiele für fälschlich anerkannte Spontanfrakturen bei Metastasen sind jüngst von *Fenster* (Mammacarcinommetastase) und *Timpe* (Hypernephrommetastase) mitgeteilt. Ich habe mich gutachtlich nur einmal über eine Knochenmetastase und ihre Beziehung zu einem Unfall zu äußern gehabt (Mschr. Unfallheilk. **40**, 65 [1933]). Das betreffende Gutachten, in dem eine ursächliche Beziehung abgelehnt wurde und wo es bis zur reichsgerichtlichen Entscheidung kam, ist dort mitgeteilt. In der Zusammenfassung heißt es, daß genügend experimentelle und klinische Beweise dafür fehlen, daß ein Trauma den Ort der Krebsmetastase bestimme. Die Beschleunigung des Geschwulstwachstums durch einen Unfall bei schon bestehender Metastase kann nur dann angenommen werden, wenn das Krebsleiden schneller zum Tode führt, als es nach dem gewöhnlichen Verlauf geschätzt werden kann. Eine Bejahung dürfte in praktischen Fällen kaum je vorkommen. Es ist aber bekannt, daß Patienten mit Knochenmetastasen noch monate-, unter Umständen noch über 1 Jahr oder 2 Jahre lang leben können. Daß sich eine Metastase am Ort einer Fraktur ansiedelt, habe ich noch nicht beobachtet, und ich bin der Ansicht, daß die Fälle im Schrifttum, wo eine derartige Tatsache behauptet ist, einer Kritik nicht standhalten. Ich glaube vielmehr, daß alle die Fälle, wo sich an der Frakturstelle angeblich die Metastase entwickelte, übersehene Spontanfrakturen sind, weil wir über die spontanen Heilungsvorgänge in Krebsmetastasen im Knochen jetzt besser unterrichtet sind. Außerdem läßt sich mit ziemlicher Wahrscheinlichkeit behaupten, daß unter den früher als „Unfallknochensarkome" anerkannten sog. Sarkomen gerade bei älteren Leuten wiederholt Metastasen gesteckt haben. Gerade die Hypernephrommetastasen, die Metastasen des kleinen, klinisch nicht nachweisbaren Schilddrüsenadenoms, eines kleinen Bronchialkrebses, eines keine klinische Erscheinungen verursachenden Magenkrebses usw. sind früher in hohem Grade nicht als solche anerkannt und als Sarkom geführt worden. Es beweist auch das nur wieder, von welch ausschlaggebender Bedeutung in Unfallfragen bei Knochengewächsen die richtige Diagnose ist.

Verschlimmerung einer schon bestehenden Geschwulst durch einen Unfall.

Die hierfür maßgeblichen Bedingungen sind von *Lubarsch* folgendermaßen formuliert:

1. Die Gewalteinwirkung mußte so beschaffen und lokalisiert sein, daß sie eingreifende Gewebs- und Stoffwechselveränderungen hervorrufen konnte.

Sie deckt sich mit der Forderung 2 für die Anerkennung einer Entstehung einer Geschwulst durch Unfall.

2. Das Wachstum der Neubildung muß im Vergleich zum durchschnittlich erfahrungsgemäßen ein ungewöhnlich beschleunigtes sein.

Auf die praktischen Schwierigkeiten habe ich oben bereits hingewiesen. Der Vergleich erfordert die Kenntnis des spontanen Verlaufes der einzelnen Knochengewächse.

3. Die gewebliche Untersuchung muß deutliche Spuren der Gewalteinwirkung und Anzeichen einer für die betreffende Art der Neubildung ungewöhnlichen Wachstumsgeschwindigkeit ergeben.

Hierzu ist zu bemerken, daß eine gewebliche Untersuchung nicht immer stattfindet, daß aber eine solche selbstverständlich unbedingt anzustreben ist. Spontane Nekrosen und Blutungen, sowie Blutungsreste dürften aber geweblich bei manchen Knochengewächsen kaum von etwa traumatisch ausgelösten zu unterscheiden sein (osteogenes Sarkom, Ewing-Sarkom, Myelom, Hypernephrommetastasen, Chordome). Ferner dürften Anzeichen besonderer geweblicher Wachstumsgeschwindigkeit der betreffenden Geschwulstart — *Lubarsch* denkt wahrscheinlich an die Zahl der Mitosen — bei Knochengeschwülsten allein kaum verwertbar sein. Dazu sind die geweblichen Bilder, was Zellzahl, Kernaussehen und Zellteilung anbetrifft, oft schon bei der gleichen Knochengewächsart viel zu verschieden. Beschleunigter Abbau läßt sich meines Erachtens feingeweblich nicht allein verwerten, weil sehr viele, verschiedene Knochengewächse über eine sehr reichliche Zahl von Osteoclasten (chondroblastisches Sarkom, osteolytische Sarkome, Carcinommetastasen usw.) verfügen, oft über eine so große, daß die bekannten Verwechslungen mit Riesenzellgeschwülsten stattfinden.

Man sollte den Faktor Wachstumsgeschwindigkeit aber meines Erachtens nicht allein feingeweblich, sondern klinisch, röntgenologisch und feingeweblich durch Vergleich mit entsprechenden gleichartigen Geschwülsten betrachten. Man wird dann bei zunehmender Erfahrung sagen müssen, daß der Nachweis der Wachstumsbeschleunigung nur äußerst selten zu führen sein dürfte, und daß eine wachstumsbeschleunigende Wirkung eines Unfalles nur sehr selten überhaupt in Betracht kommt.

4. Es muß eine für die besondere Art der Gewächsbildung besonders reichliche und ,,ungewöhnlich lokalisierte" Metastasenbildung vorliegen und der Tod muß wesentlich früher (nach der Rechtsprechung des RVA. mindestens 1 Jahr früher) eingetreten sein.

In der Gutachtenpraxis wird man hinsichtlich der letzten Formulierung auf erhebliche Schwierigkeiten stoßen. Wir wissen, daß die Zahl der Metastasen ungewöhnlich schwankt, und daß es ungewöhnlich lokalisierte Metastasen bei Knochengeschwülsten eigentlich kaum gibt. Auf der anderen Seite haben aber manche Knochengewächse die bevorzugte Lungenmetastasierung. Es gibt aber auch bei ihnen andere Organ- und Knochenmetastasen. Wann will man da also von ,,ungewöhnlich lokalisierten Metastasen" sprechen? Auch die Knochenmetastasen sämtlicher Organkrebse sind so vielseitig und oft so ausgefallen (Bronchialkrebs — Handwurzelknochen, Prostatakrebs — Dens epistrophei, Mastdarmkrebs — Schienbein usw.), daß man aus der Lokalisation der Metastase meines Erachtens nur mit allergrößtem Vorbehalt überhaupt irgendeinen wichtigen Schluß ziehen kann.

Die Verschlimmerung eines Knochengewächses durch einen Unfall, also eine Wachstumsbeschleunigung, ist von uns gutachtlich noch nicht anerkannt worden (vgl. die oben zitierten Gutachten).

Experimentell ist es mir in folgenden Versuchen gelungen, eine Wachstumsbeschleunigung und eine besonders reichliche und erhöhte Metastasenbildung durch eine traumatische Einwirkung zu erzielen.

Es wurde, ausgehend von der klinischen Feststellung, daß das osteogene Sarkom eine bestimmte Altersklasse, das Pubertätsalter, und einen bestimmten Ort, nämlich die Metaphysengegend der großen Röhrenknochen, bevorzugt befällt, bei jugendlichen Kaninchen die Kniegelenksgegend bestrahlt. Die Bestrahlung erfolgte durch Auflegung der Radiumstifte enthaltenden Kapsel von außen.

Es wurde 1- oder 2mal monatlich, etwa 2 Jahre lang, bestrahlt. Gesamtdosis etwa 2500 mgh. Von 5 so nur bestrahlten Kaninchen bekamen 3 nach 2 Jahren osteogene Sarkome. Sie starben an Lungenmetastasen (Bruns' Beitr. **1938**).

Die „Latenzzeit" dieser Radiumknochensarkome beträgt 2 Jahre. Bei 3 Tieren, die 2 Jahre nach Beginn der Bestrahlung mit aus-

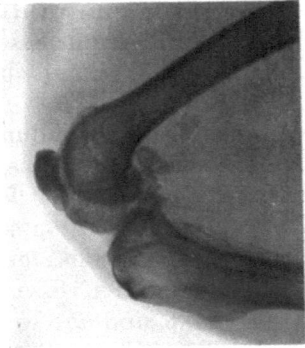

Abb. 21 a.

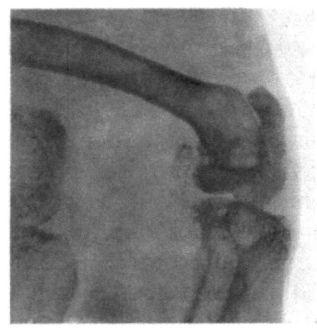

Abb. 21 b.

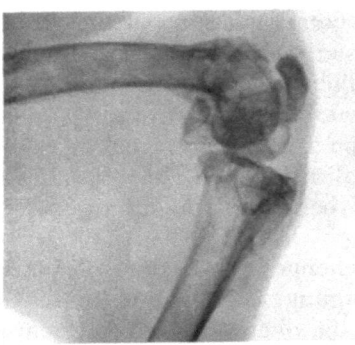

Abb. 21 c.

Abb. 21. Exp. Radiumsarkom. Verabreichung von etwa 2500 mgh Radium, beginnend im Oktober 1934. a) Bild vom 13. I. 1937. Keine Veränderungen. b) Bild vom 12. I. 1938. Keine Veränderungen. 12. I. 1938 künstliche Fraktur in der Mitte des Oberschenkelschaftes. c) 25. IV. 1938. Deutliche Veränderungen im bestrahlten Gebiet. Sicheres Sarkom feingeweblich nachgewiesen.

reichender Dosis noch kein Sarkom aufwiesen, habe ich in der Nähe der Bestrahlungsstellen eine traumatische Fraktur gesetzt. Eines dieser Tiere bekam, außer besonders vielen Lungenmetastasen, auch Leber-, Nieren- und Lymphknotenmetastasen, wie ich sie sonst in dieser Ausdehnung und Lokalisation nicht gesehen habe (Abb. 22). Das Sarkom an der Bestrahlungsstelle erschien innerhalb von 2 Monaten nach der Fraktur (Abb. 21 c). Bei den anderen beiden Tieren mit künstlich gesetzten Frakturen war jedoch das Inerscheinungtreten des Sarkoms und eine Metastasierung nicht zu erzielen.

Die Versuche sind sehr kostspielig, zeitraubend, kompliziert, und daher in größerem Umfange nicht durchzuführen. Auch werde ich selbst aus diesem einen positiven Ergebnis keine weitgehenden Schlüsse ziehen. Ich glaube aber, daß die durch ein Trauma ausgelösten regenerativen Vorgänge imstande sind, bei schon gegebener Geschwulst oder sicherer Geschwulstanlage (Strahlen erzeugen meines Erachtens eine sichere Geschwulstkeimanlage) eine Geschwulst schneller in Erscheinung treten lassen und zu einem beschleunigten Geschwulstwachstum führen können. Das Ausschlaggebende sehe ich aber in der bereits vorhandenen oder gegebenen Geschwulstanlage.

An die oben angeführten Bedingungen von *Lubarsch* für die Anerkennung einer Verschlimmerung wird man sich dabei in der Gutachtenpraxis zu halten haben.

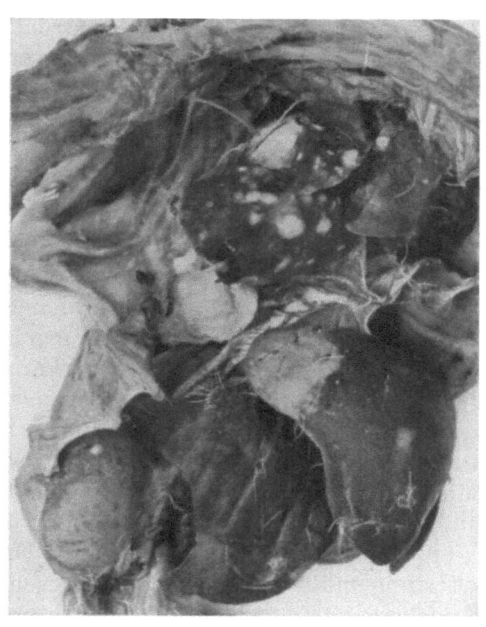

Abb. 22. Exp. Radiumsarkom der unteren Femurmetaphyse. Lungen-Leber-Nierenmetastasen.

Zusammenfassung.

1. Die allgemein aufgestellten Forderungen: Erheblichkeit des Traumas, örtlicher und zeitlicher Zusammenhang für die Anerkennung eines ursächlichen Zusammenhanges müssen aufrechterhalten werden.

2. Da der zwischen Gewalteinwirkung und den ersten, sicher auf eine Geschwulst zu beziehenden Erscheinungen verstrichene Zeitraum mit Größe, geweblichem Bau und der Entwicklungsdauer der betreffenden Geschwulst übereinstimmen soll, muß eine genaue Kenntnis der zeitlichen Entstehungsdauer und des Verlaufes der

verschiedenen Knochengeschwülste verlangt werden. Die Kenntnis der einzelnen Knochengeschwülste ist also unerläßlich.

3. Jede Knochengeschwulst muß für sich allein betrachtet werden. Eine generelle Lösung, selbst für eine zusammengehörige Gruppe von Knochengeschwülsten, gibt es nicht.

4. Die Symptome der verschiedenen Knochengeschwülste müssen bekannt sein, damit Geschwulstzeichen von Unfallfolgen unterschieden werden können, was sowohl für die Beurteilung des zeitlichen Zusammenhanges, als auch der Brückenerscheinungen wichtig ist.

5. Die Diagnose muß stimmen, weil sich die Beurteilung bei den verschiedenen Knochengeschwülsten, die differentialdiagnostisch in Frage kommen, grundlegend ändern kann (z. B. Verwechslung zwischen osteogenen Sarkomen und Riesenzellgeschwülsten, zwischen osteogenen Sarkomen und Krebsmetastasen).

6. Die überwiegende Mehrzahl der Knochengeschwülste läßt sich auf eine embryonale Geschwulstanlage zurückführen.

7. Die einzelnen Knochengeschwulstarten und ihre Beziehungen zur Unfallmedizin werden besprochen.

8. Sämtliche zur Begutachtung gelangende osteogenen Sarkome wurden nicht als Unfallfolge anerkannt. Es lag vorwiegend mangelnde zeitliche und örtliche Übereinstimmung vor. Bei dem klinischen Beobachtungsgut des Verf.s fanden sich nur vereinzelt anamnestische Angaben eines Traumas. Das klinische Beobachtungsgut osteogener Sarkome bestärkt nur in der Auffassung der nichttraumatischen Entstehung der osteogenen Sarkome.

9. Die „Ostitis fibrosa" ist keine Unfallerkrankung. Der Begriff ist sinngemäß aufzuteilen in Riesenzellgeschwülste, jugendliche Knochencysten, fortschreitende Formen der jugendlichen Knochencystenbildung (selten), und die generalisierte *Recklinghausen*sche Ostitis fibrosa. Sämtliche Gutachten über Unfall und Riesenzellgeschwulst wurden im verneinenden Sinne entschieden.

10. Die Ostitis deformans hat nichts mit der Ostitis fibrosa ursächlich zu tun. Auch sie ist keine Unfallerkrankung. Hinweis auf die „Osteoporosis circumscripta cranii" als Frühsymptom der Ostitis deformans.

11. Kein Myelom wurde als Unfallfolge anerkannt. Auch die Verschlimmerung durch einen Unfall wurde nicht beobachtet.

12. Ein Chordom, dessen ursächlicher Unfallzusammenhang von den Eltern behauptet wurde, konnte als nichttraumatisch bewiesen werden.

13. Metastasen als Ursache von Spontanfrakturen werden immer noch gelegentlich übersehen und als Unfallfolge anerkannt. Ver-

hängnisvoll ist immer die zu späte Röntgenaufnahme. Auch die Fraktur an der Stelle einer Krebsmetastase kann Callusbildung aufweisen. Es fehlt jeder Beweis dafür, daß ein Unfall den Ort der Krebsmetastase bestimmt.

14. Die Anerkennung der Verschlimmerung einer Knochengeschwulst durch einen Unfall kam bei den eigenen Begutachtungen niemals vor.

15. Hinweis auf experimentelle Radiumknochensarkome, wo sich einmal durch eine Fraktur in der Nähe der Bestrahlungsstelle ein Inerscheinungtreten der Geschwulst mit einer recht starken Metastasenbildung zeigte. Ausschlaggebend ist die bereits vorhandene Geschwulstanlage.

16. Es ergibt sich eine zwingende Notwendigkeit, immer wieder im Unterricht und bei Fortbildungskursen darauf hinzuweisen, wie wichtig frühzeitige Röntgenbilder für die Beurteilung eines ursächlichen Zusammenhanges zwischen Geschwulst und Trauma sind. Es konnten mehrere Beispiele gebracht werden, wo gerade für die Beurteilung des zeitlichen Zusammenhanges frühzeitige Röntgenbilder zur Entscheidung ausreichten.

Schrifttum.

Ceccarelli, Giorn. Med. mil. **11**, (1937). — *Dietrich*, Chirurg **3**, 291 (1931). — *Erich Fenster*, Tumor und Unfall. Vortrag aus der prakt. Chirurgie. Stuttgart: Enke 1937. — *Fricke*, Handbuch der Unfallheilkunde König-Magnus **1**, 183 (1932). — *E. K. Gardner*, Brit. J. Surg. **25**, 313 (1937). — *Heim*, Dtsch. Z. Chir. **249**, 336 (1938). — *Hans Hellner*, Die Knochengeschwülste. Berlin: Julius Springer 1938 — Mschr. Unfallheilk. **40**, 65 (1933). — *A. Hübner*, Chirurg **10**, 22 (1938). — *Iselin*, Schweiz. med. Wschr. **1930**, 141 u. 165. — *J. Körbler*, Z. Krebsforsch. **46**, 456 (1937). — *Lubarsch*, Handbuch der Unfallheilkunde, König-Magnus **1**, 284 (1932). — *Philippsberg*, Klin. Wschr. **1922**. — *H. Sauerbruch*, 4. Internat. Unfallkongreß Amsterdam 1925 — Dtsch. Z. Chir. **199**, 1 (1926). — *Schnek*, Arch. orth. u. Unfallchir. **35**, 511 (1935). — *Schosserer*, Dtsch. Z. Chir. **233**, 421 (1931). — *Simon, Hermann*, Die Sarkome. Neue Dtsch. Chir. **43**, (1928). — *Szanto*, Arch. orth. u. Unfallchir. **38**, 336 (1937). — *Timpe*, Mschr. Unfallheilk. **44**, 484 (1937). — *A. Troell*, Arch. klin. Chir. **163**, 199 (1930) — Virchows Arch. **283**, 550 (1932).

Praktische Anatomie

Ein Lehr- und Hilfsbuch der anatomischen Grundlagen
ärztlichen Handelns

Von

T. von Lanz und **W. Wachsmuth**

Soeben erschien:

Erster Band / Vierter Teil

Bein und Statik

Mit 342 zum größten Teil farbigen Abbildungen. XVI, 485 Seiten. 1938

RM 45.—; gebunden RM 49.—

Inhaltsübersicht:

Allgemeiner Teil: Form und Bedeutung des Beines [als Teil des Gesamtkörpers]: Aufgabe des Beines im Körperhaushalt. Abhängigkeit der Beinform vom Körperbautyp. Eigenform des Beines. — Praktisch-anatomische Gliederung des Beines. — Übersicht über das Beinskelet: Klinische Untersuchung des Beinskeletes. Entwicklung des Beinskeletes. Die Knochenarterien des Beinskeletes. — Übersicht über die Gefäßversorgung des Beines. Arterien. Venen. — Lymphsystem. — **Übersicht über die Nervenversorgung des Beines:** Die segmentale Innervation des Beines. Plexus lumbosacralis. — **Die Hüfte, Regio coxae. Leistenbeuge, Regio subinguinales:** Aufbau. Die Leistenbeuge am Lebenden. Die Bindegewebs- und Fascienverhältnisse der Leistenbeuge. Die Hautschichten. Die Gefäße und Nerven der Unterleistengrube. Hüftgelenk. — **Mediale Hüftgegend, Regio obturatoria:** Aufbau. Fascienverhältnisse. Regio obturatoria am Lebenden. Hautschichten. Die Gefäße und Nerven der Adductorengruppe. Der Canalis obturatorius als Bruchpforte. — **Gesäßgegend, Regio glutaea:** Aufbau. Regio glutaea am Lebenden. Fascienräume und Bindegewebsverhältnisse. Hautschichten. Die tiefen Gefäße und Nerven der Gesäßgegend. — **Das Hüftgelenk, Articulus coxae:** Ärztlicher Überblick. Die Gelenkkörper. Gelenkkapsel. Verstärkungsbänder des Hüftgelenkes. Lig. capitis femoris. Verrenkungen. Die Bewegungen des Hüftgelenkes. Die bewegenden Kräfte für das Hüftgelenk. Gefäße und Nerven des Hüftgelenkes. Ärztliche Topographie. — **Der Oberschenkel, Regio femoris:** Aufbau. Der Oberschenkel am Lebenden. Hautschichten. Oberschenkelvorderseite, Regio femoris ventralis. Oberschenkelrückseite, Regio femoralis dorsalis. Femurschaft. — **Das Knie, Genu. Kniekehle, Fossa oder Regio poplitea:** Aufbau. Die Kniekehle am Lebenden. Hautschichten und Hautversorgung. Die Bindegewebsverhältnisse der Kniekehlenraute. N. fibularis im Kniebereich. Der Gefäß-Nervenstrang in der Kniekehle. — **Kniegelenk, Articulus genus:** Gelenkkörper. Menisci. Führungsbänder. M. quadriceps femoris und Kniegelenk. Corpus adiposum genus. Gelenkhöhle. Gelenkkapsel. Die Bewegungen im Kniegelenk. Die bewegenden Kräfte des Kniegelenkes. Kniegelenk und Form des Beines. — **Regio articularis genus, Kniegelenkgegend:** Die Kniegelenkgegend und das Kniegelenk am Lebenden. Hautschichten und Fascienverhältnisse. Gefäße und Nerven in der Kniegelenkgegend. Zugangswege zum Kniegelenk. — **Der Unterschenkel, Regio cruris:** Aufbau. Der Unterschenkel am Lebenden. Hautschichten und Hautversorgung. Kammer der Streckmuskeln. Kammer der Wadenbeinmuskeln. Wadengegend, Regio cruris posterior. Skeletschicht des Unterschenkels und die Schienbein-Wadenbein-Verbindungen. — **Der Fuß, Pes. Knöchelgegend, Regio malleolaris:** Gegend des Schienbeinknöchels, Regio malleolaris tibialis. Gegend des Wadenbeinknöchels, Regio malleolaris fibularis. Hintere Knöchel- und Fersengegend, Regio malleolaris posterior et calcanearis. — **Sprunggelenke,** Articuli tali. Oberes Sprunggelenk, Articulus talo-cruralis. Unteres Sprunggelenk, Articulus talo-tarsalis. Die Bewegungen in den Sprunggelenken. Die bewegenden Kräfte der Sprunggelenke. Blut- und Nervenversorgung der Sprunggelenke. Lagebeziehungen. Untersuchung und Zugangswege. — **Das Fußskelet:** Das topographische Gefüge. Entwicklung der Stellung und Lage der einzelnen Knochen des Fußskeletes. Das statische Gefüge. Die Band- und Muskelverklammerungen des statischen Fußgerüstes. Das Versagen des statischen Fußgerüstes. (Zur Lehre vom Plattfuß.) — **Fußrücken, Dorsum pedis:** Aufbau und Bedeutung. Der Fußrücken am Lebenden. Hautschichten. Die Schicht des Bewegungsapparates. Die tiefe Gefäß-Nervenlage des Fußrückens und die tiefe Fußrückenfascie. — **Die Fußsohle, Planta pedis:** Druckkonstruktion der Fußsohle. Die Fußsohle am Lebenden. Die Hautschichten der Fußsohle. Der tiefe Fußsohlenbereich. — **Zehen, Digiti pedis.** — Schrifttum. Schlagwortverzeichnis für Text und Abbildungen.

VERLAG VON JULIUS SPRINGER IN BERLIN

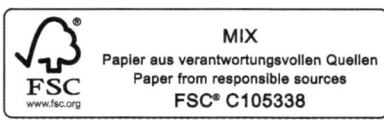

If you have any concerns about our products,
you can contact us on
ProductSafety@springernature.com

In case Publisher is established outside the EU,
the EU authorized representative is:
**Springer Nature Customer Service Center GmbH
Europaplatz 3, 69115 Heidelberg, Germany**

Printed by Libri Plureos GmbH
in Hamburg, Germany